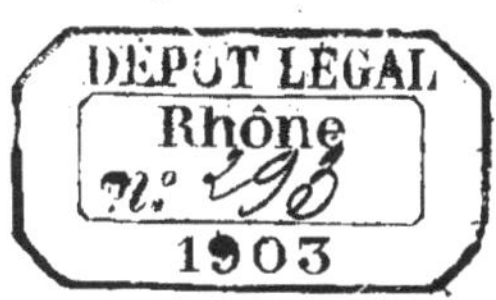

G. CALVET

Ancien Externe des Hôpitaux de Lyon,
Ex-Interne des Hôpitaux de Nîmes
et de la Maternité du Gard.

Les Méthodes nouvelles du Traitement de l'Hypospadias

Procédé Nové-Josserand.
— Nové-Josserand — Rochet.
— Beck-von Hacker.

…. A. REY

LES MÉTHODES NOUVELLES

DU TRAITEMENT

DE L'HYPOSPADIAS

LES MÉTHODES NOUVELLES

DU TRAITEMENT

DE L'HYPOSPADIAS

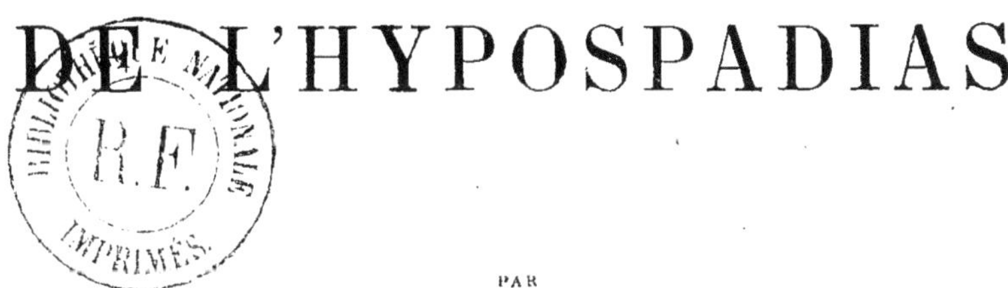

PAR

Le Dr Gabriel CALVET

Ancien Externe des Hôpitaux de Lyon,

Ex-Interne des Hôpitaux de Nîmes et de la Maternité du Gard.

LYON

A. REY & Cie, IMPRIMEURS-ÉDITEURS DE L'UNIVERSITÉ

4, RUE GENTIL, 4

—

1903

A MES MAITRES

A MES AMIS

A tous ceux qui m'ont fait aimer la vie
et mon métier.

A MES EXCELLENTS PARENTS

Respectueux hommage d'une profonde affection.

A la Mémoire

du regretté docteur CHALVET, mon premier guide.

A MES MAITRES

A la Faculté de Médecine

Monsieur le Professeur-Agrégé BEAUVISAGE.

Dans les Hôpitaux de Lyon

Externat :

M le Docteur JULES DRIVON, médecin des Hôpitaux ;
M. le Professeur AUGAGNEUR ;
M. le Professeur JABOULAY ;
M. le Professeur WEILL ;

ont été pour nous dans leurs services des maîtres bienveillants, souvent au dehors des conseillers sûrs et dévoués. Nous les en remercions doublement en les priant d'accepter l'assurance d'une profonde gratitude.

A l'Hôtel-Dieu de Nîmes

Internat

MM. DE PARADES. — CROUZET. — BÉCHARD. — OLIVIER DE SARDAN.
GILIS. — SIMONOT.

MM. les Docteurs GAUCH et LAFON ; *excellent souvenir de deux semestres de médecine.*

M. le Médecin Principal DUBUJADOUX ; *en témoignage de profonde estime.*

Que M. le Dr REBOUL, chirurgien des hôpitaux, veuille bien croire à notre vive reconnaissance pour les bonnes leçons de pratique chirurgicale qu'il nous donna dans son service, pour la confiance qu'il nous y accorda, et l'amitié toute particulière qu'il voulut bien nous témoigner en maintes circonstances.

M. le professeur agrégé Novė-Josserand, chirurgien des hôpitaux, nous permettra de lui dire tout l'attrait qu'exerça sur nous son enseignement si clair, si précis ; ce qui nous engagea à lui demander notre sujet de thèse. Avec sa bienveillance coutumière, il a mis à notre disposition ses conseils et ses riches observations, nous lui en restons vivement reconnaissant.

Nous remercions aussi M. le professeur agrégé Rochet, chirurgien-major de l'Antiquaille, qui nous a confié la première étude d'ensemble du procédé qui porte son nom.

G. CALVET.

A mon Président de Thèse

Monsieur le Professeur AUGAGNEUR

En gage de reconnaissance pour la marque particulière d'estime qu'il nous donna en nous faisant l'honneur d'accepter la présidence de notre thèse.

INTRODUCTION

Depuis l'heure où le lumineux mémoire de Bouisson fit passer l'hypospadias du domaine de la curiosité pathologique dans celui de la véritable chirurgie, le nombre des procédés opératoires opposés à cette désolante infirmité est vraiment prodigieux. Chaque année voit naître une méthode nouvelle. Il semble que les chirurgiens veuillent se faire pardonner leur indifférence envers une affection naguère trop délaissée. L'abondance de ces travaux revêt hélas, une signification tout autre : chacun se hâte de faire *mieux* parce que personne n'a fait *bien*, parce que jamais encore ne s'est imposée une technique simple, rationnelle, séduisante.

Le procédé de Duplay lui-même, malgré le progrès réel qu'il marquait sur ses devanciers et les succès qui lui sont attribuables, n'a arrêté qu'un instant les chercheurs, nous n'en voulons pour preuve que les perfectionnements qui lui ont été appliqués et le nombre toujours croissant des procédés nouveaux..., supérieur peut-être à celui des cures radicales !

Mais il faut le dire, la plupart de ces méthodes par la complexité de leur manuel opératoire, font plus d'honneur à l'habileté et à l'ingéniosité de leurs auteurs qu'elles ne satisfont vraiment la raison. Celle de Russell nous semble être le triomphe de cette ère de *chinoiserie chirurgicale.*

On peut facilement condamner tous ces procédés; ils nécessitent trop de sutures, superposées en des points où la peau est fine, mobile, prompte à s'enflammer ou à se sphacéler, sur un organe sujet à de fréquentes variations de volume. Aussi les procédés dits de *tunellisation*, où tout un étage de sutures — le plus dangereux — est supprimé, où les tissus n'ayant aucun besoin de reprendre vie eux-mêmes, peuvent concourir d'emblée à nutrifier le nouveau canal qui leur est confié, nous semblent-ils logiquement supérieurs à toutes les urétroplasties à lambeaux, quelles qu'elles soient.

La tunnellisation, créée ou plutôt rajeunie en ces dernières années, voilà le lien commun qui unit les méthodes modernes au traitement de l'hypospadias. Quant à l'étoffe dont on revêtira la paroi du tunnel pour en rendre le passage permanent, les auteurs vont la demander à différents tissus. M. Nové-Josserand emploiera dans ce but une greffe dermo-épidermique prise sur la cuisse, selon la méthode d'Ollier-Thiersch. M. Rochet la demandera à un lambeau cutané total pédiculé pris dans le voisinage du pénis ou au scrotum. Van Hook va l'emprunter au feuillet muqueux du prépuce.

Vienne enfin Von Hacker qui combine avec la tunnellisation, le principe nouveau, logique, de *l'allongement de l'urètre* découvert par Beck et par lui-même, et nous possèderons alors un procédé de choix, le plus parfait de tous. Dans les cas malheureusement encore limités où il est applicable, il semble qu'il soit impossible, cette fois, de trouver mieux !

Après une étude sommaire de l'hypospadias dans son histoire, son étiologie, sa pathogénie et son anatomie pathologique, destinée surtout à remettre en mémoire les faits oubliés, nous ferons une revue rapide des traitements tour à tour préconisés.

La partie la plus intéressante de ce travail sera, nous l'espérons, celle que nous consacrerons à la *Thérapeutique actuelle de l'hypospadias*, telle que nous la comprenons, d'après l'étude des procédés nouveaux que nous classons sous trois titres :

Procédé Nové-Josserand ;
— *Nové-Josserand-Rochet ;*
— *Beck-von Hacker.*

autour desquels nous grouperons les améliorations ou les méthodes ayant avec celles-ci une parenté évidente.

Nous nous appliquerons ensuite à dégager les indications de ces méthodes différentes, à préciser les cas où leur emploi donnera les résultats les plus satisfaisants, aucune d'elles n'étant, en effet, raisonnablement extensible à tous les degrés de l'infirmité.

I

DE L'HYPOSPADIAS

EN GÉNÉRAL

1° Historique; 2° Étiologie; 3° Embryologie, Pathogénie et Anatomie pathologique; 4° Symptômes.

I. HISTORIQUE

L'hypospadias est, suivant la définition qu'en a donné Bouisson, une difformité des organes sexuels de l'homme consistant dans la brièveté relative du canal de l'urètre, la division ou l'absence de sa paroi inférieure, de telle sorte que ce canal s'ouvre à une distance variable de l'extrémité du gland et au-dessous du pénis.

C'est plus simplement, pour Voillemier et Kauffmann, reproduits par Forgue, un vice de conformation qui consiste dans une ouverture anormale et congénitale occupant la paroi inférieure de l'urètre.

A l'origine de la littérature médicale, on trouve cette malformation signalée par Aristote et Galien, qui aurait créé le mot, tout en n'ayant constaté, cependant, qu'un des symptômes accessoires, la déformation de la verge vers la partie inférieure : *Hypospadias est affectus in quo glans colis infra attracta est.*

Paul d'Egine signale l'abouchement anormal de l'urètre. « Beaucoup de gens, dit-il, ont le gland imperforé dès leur naissance, mais l'orifice existe sous la partie appelée chien (filet ou frein), vers la terminaison du gland. »

Albucasis précise différents degrés de l'affection.

Les chirurgiens de la Renaissance reprennent les descriptions anciennes sans ajouter aucun détail intéressant. Ambroise Paré écrit, cependant, un chapitre sur « ceux qui n'ont point de trou au bout du gland et qui ont le ligament de la verge trop court, » rappelant ainsi deux faits bien souvent connexes.

Le XVIIe et le XVIIIe siècle ne donnent lieu qu'à des discussions sans portée; plusieurs écrivains même négligent totalement de signaler l'affection. Guillemeau parle d'enfants *forcés d'uriner à croupeton, parce que le trou de la verge est situé au périnée.* Il fait, en outre, le premier allusion aux rapports de l'hermaphrodisme de l'hypospadias périnéal.

Blasius, Stalpart, van der Wiel, Salviard, Tulpius rapportent des observations incomplètes.

Morgagni (*De sedibus et causis epistolæ*, XLVI et XLVII, t. V) rappelle, au commencement de ce siècle, les faits principaux et entrevoit le mode de formation de l'hypospadias par arrêt de développement.

Arnaud (membre de l'Académie royale de chirurgie, dans sa *Dissertation sur l'hermaphrodisme*, se livre à quelques considérations aventureuses sur le sujet.

Haller, Pinel, Schneider, Dugès, Geoffroy Saint-Hilaire éclairent la question des rapports avec l'hermaphrodisme; Sabatier, Boyer, Marestin, Dupuytren, Dieffenbach, Begin rapportent quelques tentatives opératoires.

Il faut arriver, enfin, en 1801, au mémoire de Bouisson, le professeur de Montpellier, sur l'*Hypospadias et son traitement chirurgical*, dans le tome second du

Tribut à la Chirurgie, pour voir cette question prendre une allure véritablement scientifique et pratique.

En 1863, Guyon lui consacre une large part de sa thèse d'agrégation.

En 1874, Théophile Anger présente à la Société de Chirurgie un malade opéré selon le procédé appliqué par Thiersch à l'épispadias.

Le professeur Duplay établit, cette même année, les principes qui devaient diriger la thérapeutique chirurgicale de l'hypospadias dans ses formes les plus sévères jusqu'à ces tout derniers temps.

Depuis, à part les travaux embryologiques de Retterer et Tourneux, on peut dire que l'histoire du traitement résume celle de l'affection à laquelle aucun trait clinique important n'a été ajouté après les travaux dont nous venons de faire une revue rapide.

II. ÉTIOLOGIE

L'hypospadias de (ὑπό, sous ; σπάω, je divise), est un vice de confirmation assez commun.

La statistique de Rennes, portant sur les sujets soumis aux conseils de revision, et de C. Bouisson observant les militaires malades à l'hôpital Saint-Eloi, donnent une moyenne de 10 hypospades sur 3000 sujets examinés. Forgue trouve ce chiffre excessif, à moins de faire entrer en ligne de compte les formes à peine ébauchées.

Debierre a décrit l'hypospadias chez la femme. Tiercelin, Bensaude et Herscher viennent d'en signaler à la Société anatomique de Paris, en 1900, un nouveau cas avec hypertrophie du clitoris.

L'origine de l'affection est douteuse. Il semble impossible d'incriminer sérieusement les mariages consanguins ou d'en faire avec d'autres malformations congénitales, un stigmate de dégénérescence.

Cependant, les exemples rapportés par Frank, Brière, Lepelletier, Parlier, Ferreira de Camargo, doivent faire entrer en ligne de compte la notion d'hérédité.

On note parfois aussi chez les ascendants ou les collatéraux des sujets présentant d'autres vices de conformation : bec de lièvre, fente de la voûte palatine.

A côté de l'*hypospadias congénital*, il nous semble aussi que l'on doit décrire un *hyspopadias acquis*, résultant de traumatismes ou d'affections vénériennes phagédéniques, véritables pertes de substance urétrale, justiciables des divers traitements opératoires que nous allons étudier. Nous en rapporterons deux cas dus à l'obligeance de M. le professeur agrégé Rochet, chirurgien de l'Antiquaille.

Enfin, on pourrait parler d'un *hypospadias volontaire* ; une communication du professeur Brouardel que nous avons trouvée relatée dans le *New-York Medical Journal*, numéro du 24 février 1900 nous ayant appris que dans certaines peuplades à demi civilisées, quelques individus se font artificiellement hypospades pour se rendre inféconds.

III. EMBRYOLOGIE, PATHOGÉNIE ET ANATOMIE PATHOLOGIQUE

1. Embryologie normale.

L'hypospadias est considéré à l'heure actuelle comme arrêt de développement; de la théorie de Dionis ou de la rétention, il ne reste rien autre chose que le souvenir, malgré la tentative de rajeunissement due à Kauffman. C'est à l'embryologie qu'il faut demander l'explication des lésions observées, et la classification à leur donner. Les travaux de Coste, de Kolliker, de Tourneux, de Retterer ont singulièrement éclairé cette question. Nous nous contenterons d'en donner un très rapide aperçu :

Vers le troisième mois de la vie intra-utérine, la cloison recto-urétrale a déjà opéré la division du cloaque en ses deux compartiments; seul l'antérieur nous intéresse. c'est le sinus uro-génital dans lequel viennent déboucher les uretères, les canaux de Wolf et de Müller.

Le canal de l'urètre se développe en trois portions. La partie inférieure du sinus uro-génital contribue à former la région prostato-membraneuse.

Ce tronçon de l'urètre s'abouche à l'extérieur par un orifice à direction antéro-postérieure, c'est la fissure uro-génitale. Latéralement deux plis la limitent : repli génital. La commissure antérieure de cette fente est occupée par une éminence, c'est le tubercule génital, ébauche du pénis ou du clitoris.

Le tubercule génital va prendre des proportions de plus en plus considérables ; sous sa face inférieure on trouve un groupe de cellules épithéliales détachées, d'après Tourneux, du bouchon cloacal. Elles forment là une lame verticale médiane qui s'étend jusqu'à la racine du gland.

Peu à peu, par prolifération de ces cellules épithéliales, la lame va devenir gouttière, la gouttière soudera ses bords et sera un canal complet. Au niveau de la racine du gland, ce processus est arrêté. Il n'existe encore qu'une masse épithéliale.

Cependant le tissu mésodermique de la verge n'est pas resté inactif et par son développement arrive peu à peu à envelopper complètement le canal.

Il faut dès maintenant mettre en lumière, le développement spécial, personnel pourrait-on dire, de la portion balanique. Le mur épithélial du gland, le rempart balanique va aussi suivre le même processus que la lame épithéliale pénienne nous aurons toujours la gouttière, puis le canal. Mais ces transformations seront rendues plus complexes à cause de l'apparition de deux replis nouveaux, l'un externe le prépuce, l'autre interne la valvule de Guérin.

Tant que l'urètre n'est qu'à l'état de gouttière le prépuce n'existe que sur les faces supérieures latérales du gland, affectant la forme d'un croissant à concavité inférieure. Il faut que le canal soit complet pour que les deux extrémités du croissant préputial se rejoignent pour former la circonférence complète.

A l'intérieur, la valvule de Guérin se formera aux dépens de l'épithélium du canal par un bourgeon, primitivement plein, qui ne tarde pas à se creuser d'une cavité centrale.

En somme l'urètre procède d'une prolifération de l'épithélium urogénital qui, successivement, affecte trois dispositions, lame ou mur épithélial, gouttière, canal complet. Le développement s'opère dans un sens excentrique, c'est-à-dire de la portion membraneuse à la portion balanique. La soudure de l'urètre balanique et pénien constitue le dernier stade de cette évolution.

2. Anatomie pathologique.

Suivant le siège de la fissure, on peut distinguer quatre variétés d'hypospadias :

1° Le balanique;
2° Le pénien;
3° Le péno-scrotal ;
4° Le périnéo-scrotal et périnéal.

1° *Hypospadias balanique.* — C'est la variété la plus fréquente et la plus étudiée, il existe d'ailleurs un très grand nombre de sous variétés dont la morphologie a été bien fixée dans des types principaux par Tourneux.

L'ouverture anormale est située à la base du gland. et comme seule, la commissure supérieure de l'orifice existe, l'urètre affecte le plus souvent à ce niveau la forme longitudinale, ouverte en bas.

La muqueuse se continue avec les téguments voisins, en général très amincis prenant souvent une disposition valvulaire qui masque l'orifice d'ailleurs parfois très petit.

D'autre part, le gland est marqué à son sommet par un faux méat auquel fait suite en dessous une rigole dessinant la direction d'un urètre absent. Plus rarement le gland est creusé d'un canal indépendant, isolé, complet ou en cul-de-sac qui n'a rien de commun avec le vrai canal dont l'orifice est plus en arrière.

Parfois les malformations du méat balanique sont très explicables et bien connues depuis le travail de Tourneux. On peut les rattacher aux trois types suivants :

Méat à quatre lèvres ; méat double ; formes combinées où, en même temps qu'un méat double, il y a une configuration à quatre lèvres de l'orifice hypospadique en des types intermédiaires entre ces différentes variétés.

Enfin, on peut trouver diverses malformations dans la forme et le volume du gland, du prépuce.

2° *Hypospadias pénien.* — Le méat anormal s'ouvre en un point quelconque de la face inférieure du pénis entre la base du gland et l'angle péno-scrotal. Comme dans l'hypospadias balanique, le canal est représenté, du méat anormal au gland, par une rigole ouverte, d'aspect rosé, quelquefois par une bride fibreuse, rarement par un canal complet.

3° *Hypospadias péno-scrotal.* — Là souvent la verge atrophiée est incurvée du côté du scrotum où la retient une palmure plus ou moins brève. L'orifice anormal est situé dans l'angle de réunion du pénis et des bourses affectant la même disposition morphologique que dans les deux variétés précédentes.

4° *Hypospadias périnéo-scrotal.* — Dans ce cas, la verge est tout à fait rudimentaire, se cachant entre les deux parties du scrotum divisé : l'écartement de ces deux plaies simule une vulve au fond de laquelle apparaît un orifice en entonnoir qui n'est autre que l'orifice d'entrée de l'urètre membraneux. C'est bien là l'hypospadias vulviforme de Dugès, le faux hermaphrodisme, qui a donné lieu à de si fréquentes erreurs de sexe, les testicules petits, mous étant souvent en ectopie abdominale ou inguinale. Une membrane rosée d'apparence muqueuse tapisse l'infundibulum au fond duquel se trouve le méat anormal et lui donne l'aspect d'un vagin.

En somme, l'aspect réalisé indique à lui seul que l'arrêt de développement s'est produit à la période où la détermination sexuelle des organes génitaux externes s'affirme.

3. Pathogénie.

La pathogénie des lésions de l'hypospadias devient évidente par le simple rapprochement de l'embryologie normale avec l'anatomie pathologique.

L'urètre se développe en trois tronçons, ou plutôt en trois périodes. A chacune d'elles correspond un type anatomo-pathologique.

Plus le trouble dans le développement aura été précoce, plus la lésion sera haut située. Ne savons-nous pas déjà que le développement de l'urètre s'opère de haut en bas. Le défaut de coalescence porte-t-il sur l'urètre membraneux, c'est l'hypospadias périnéal, qui s'accompagne de malformation du côté des bourses, avec un canal antérieur n'existant pas ou presque pas.

La lésion est apparue vers le troisième mois avant la différenciation sexuelle.

Les choses sont demeurées fixées en l'état.

Plus tard la lésion frappera le canal pénien, et à l'hypospadias de cette région se joindra souvent une palmature de la verge, indice non douteux des relations originelles entre le tubercule génital et les replis génitaux.

L'hypospadias balanique représente l'accident le plus tardif dans la vie fœtale. Mais la complexité un peu plus grande de la région permet la formation d'une infinité de types anatomiques. Depuis les recherches de Tourneux sur le développement du sinus de Guérin, la pathogénie de ces lésions est également devenue fort claire. Les méats doubles, comprenant le méat hypospade avec un méat borgne externe, les méats à quatre lèvres, les types combinés, ne sont rien autre chose que des troubles dans le développement de la valvule de Guérin. Selon l'époque de l'apparition de la lésion, le prépuce affectera telle ou telle disposition ci-dessus décrite. Loumeau a longuement insisté sur toutes les variétés et sous-variétés d'hypospadias balanique. Nous ne croyons pas qu'il y ait un intérêt bien évident à diviser à l'infini cette question en se basant sur des détails infimes et variant presque avec chaque cas.

Il y a plus, l'époque de la malformation n'assigne pas seulement à celle-ci son siège, mais sa forme.

Nous avons vu que la masse épithéliale passait successivement par trois stades, mur ou lame, gouttière, canal complet. C'est dire que nous avons par là l'explication des différents types anatomiques rencontrés. Simple fissure, par défaut de coalescence des lèvres de la gouttière en un point limité, si le processus pathologique s'est montré vers la fin de l'évolution normale. Urètre en gouttière, ou réduit à une « simple bande au plafond » si dès son début le processus normal a subi une déviation pathologique.

En résumé, on peut dire que l'anatomie pathologique reproduit dans ses grandes lignes le développement normal de l'urètre. Chaque région emprunte à quelques petits détails spéciaux une physionomie un peu personnelle. Mais le fait qui domine la question est l'âge d'apparition de la lésion, c'est lui qui assigne à l'hypospadias son siège et son type anatomique.

IV. SYMPTOMES

Les symptômes, en dehors des constatations anatomo- cliniques consistent en troubles urinaires et en troubles de la génération.

Troubles urinaires.

Chez un hypospade, toute la musculature de la vessie et de l'urètre postérieure a conservé son intégrité, c'est dire que le jet d'urine n'est pas diminué dans sa force expulsive. Et, cependant, tous ces malades ont des troubles de la miction qu'il faut rapporter à la position vicieuse de leur méat.

Les hypospades péniens et péno-scrotaux ont encore une projection suffisante, à condition de donner à leur verge, pendant la miction, une direction verticale. Mais plus le méat siège près des bourses, plus la miction devient difficile.

Les périnéaux et les périnéo-scrotaux ne peuvent plus uriner « qu'à croupeton », sans quoi l'urine vient buter contre la racine des bourses et se projette sur la face externe des cuisses.

Ces troubles de la miction s'accompagnent souvent d'érythème de la région, fort gênant pour le malade.

En dehors des troubles occasionnés par la position anormale du méat on a quelquefois des mictions plus difficiles encore à cause de l'étroitesse de celui-ci. Dans l'hypospadias balanique, on a pu voir un méat filiforme dont l'orifice était encore recouvert par un repli préputial.

Troubles de la génération.

Ces troubles sont variables avec le siège de l'affection. L'hypospadias balanique, sans adhérence ni incurvation de la verge, n'apporte qu'une gêne relative aux fonctions génitales. Cependant, l'écoulement du sperme s'opère sans force et le liquide séminal a tendance à stagner dans le cul-de-sac postérieur.

Les hypospades péniens et péno-scrotaux ont des rapports sexuels difficiles, souvent incomplets et douloureux.

Faut-il rappeler l'exemple historique de Louis XVI ? Cependant, il n'y a pas là une cause absolue d'impuissance, puisque Henri II et Louis XVI purent devenir père, grâce aux subterfuges indiqués au premier par Fernel, au second par Civiale.

Mais un hypospade périnéal ou périnéo-scrotal est à peu près fatalement infécond.

Rappelons par curiosité le fait de ces peuplades américaines qui se rendent infécondes en se créant un méat périnéal volontairement.

Concluons donc avec Bouisson :

1° Il est des cas où il y a possibilité de coït et de fécondation. Ce sont les hypospadias balaniques ou péniens à ouverture rapprochée du gland ;

2° Il y a possibilité de coït sans fécondation : cette catégorie comprend l'hypospadias pénien, sans gouttière urétrale ; l'hypospadias scrotal simple ou pénien sans gouttière urétrale ;

3° Le coït et la fécondation sont difficiles, souvent impossibles. C'est le cas de l'hypospadias scrotal avec forte incurvation de la verge et de l'hypospadias périnéal ;

4° Impossibilité absolue de coït et de fécondation : ce sont les cas d'hypospadias vulviforme, avec incurvation, flaccidité du pénis, érythème étudié.

II

TRAITEMENT

DE L'HYPOSPADIAS

Avant-propos.

A. Étude générale des méthodes.

1° Période ancienne (tunnellisation simple). — 2° Période moderne : (procédés à lambeaux). — 3° Période contemporaine (tunnellisation avec revêtement et allongement de l'urètre).

B. Thérapeutique actuelle de l'hypospadias.

I. *Préliminaires.*

II. *Procédé de Nové-Josserand.*

1° Historique. — 2° Manuel opératoire. — 3° Suites opératoires. — 4° Observations. — 5° Résultats. — 6° Avantages et inconvénients. — 7° Indications.

III. *Procédé de Nové-Josserand-Rochet.*

1° Historique. — 2° Manuel et suites opératoires. — 3° Observations. — 4° Résultats. Discussion. — 5° Indications.

Opération de Van Hook.

IV. *Procédé de Beck-von Hacker.*

1° Historique. Les travaux sur la question. — 2° Manuel opératoire. — 3° Observations. Résultats. — 4° Complications post-opératoires. — 5° Extension de la méthode. — 6° Indications.

V. *Traitement des fistules nécessaires ou accidentelles.*

VI. *Résumé.*

AVANT-PROPOS

Une confusion absolue existait dans le traitement de l'hypospadias avant le travail de Bouisson. Une sorte de « veto » était alors inscrit dans les livres classiques de l'époque, par les chirurgiens, découragés sans doute de voir l'infection apporter un obstacle insurmontable à toutes leurs tentatives. Breschet n'hésite pas à traiter de barbares toutes celles entreprises dans ce but.

Bouisson, analysant les difficultés, les divisa pour les mieux vaincre et entrevit avec justesse la gradation des opérations des cas simples aux composés. Il étudie tour à tour dans son *Tribut à la Chirurgie :*

1° Les opérations pour remédier à l'hypospadias avec imperforation du gland.

2° Les opérations, pour remédier à l'hypospadias avec adhérences du pénis au scrotum ;

3° Les opérations, pour remédier à l'hypospadias avec incurvation du pénis ;

4° Les opérations ayant pour but d'établir un nouvel urètre en avant de l'hypospadias et de fermer l'ouverture anormale.

Il indique alors les différentes méthodes connues

pour constituer un urètre penien, et il en propose une nouvelle pour l'hypospadias péno-scrotal. Quant à l'hypospadias périnéal ou vulviforme, il tend, par l'excès même de l'imperfection des organes, dit-il, à sortir des limites de la chirurgie opératoire.

Quelques années plus tard, Duplay devait heureusement suspendre ce « veto » encore partiel et, en établissant le principe des opérations successives, montrer que, grâce à elles, « avec du temps et de la patience », l'hypospadias périnéal lui-même n'était pas au-dessus des ressources de l'art chirurgical.

Il établissait ainsi les différents temps de la méthode :

1° Redressement de la verge ;

2° Réfection de l'urètre balanique ;

3° Création d'un nouveau canal à la face inférieure de la verge ;

4° Abouchement des trois tronçons de l'urètre.

Depuis cette époque, toute la chirurgie de l'hypospadias gravite autour du procédé de Duplay.

Les opérateurs cherchent simplement à diminuer le nombre des séances opératoires par la cure immédiate des fistules et surtout à imaginer un canal pénien d'une réalisation moins douteuse.

Mais, chose étrange, alors que la *tunnellisation* était pour ainsi dire la seule méthode connue et pratiquée par les chirurgiens depuis l'antiquité, pendant un quart de siècle, sous l'influence de Bouisson et Duplay, tous vont demander aux procédés à lambeaux la reconstruction de l'urètre. L'ingéniosité des chercheurs se donnera libre carrière ; ces lambeaux, on les empruntera à tous les points du voisinage : la verge, les bourses, le ventre, les cuisses, sont tour à tour mis à contribution. Partout l'accumulation des points qui coupent des tissus, des sutures qui se désunissent, provoquent l'échec et l'abandon rapide du nouveau procédé.

Il faut arriver à la période contemporaine pour voir les chirurgiens revenir à l'antique tunnellisation. Seulement, au tunnel mal étayé, voué à un effondrement rapide, ils vont apporter le secours d'un revêtement protecteur fait de muqueuse préputiale (van Hook) ou de peau (Nové-Josserand).

On pourrait donc décrire dans l'histoire du Traitement de l'hypospadias, trois périodes correspondant ainsi à une division méthodique de la question.

1re période ancienne de tunnellisation simple.

2e période moderne des procédés à lambeaux.

3e période contemporaine de retour à la tunnellisation avec revêtement.

Mais dans cette dernière étape, il faut réserver une place tout à fait spéciale pour la méthode de Beck et de von Hacker surtout, où le principe de la tunnellisation est alliée de la façon la plus heureuse au principe si original, si fécond en bon résultats de l'*allongement de l'urètre* au point d'en être même dominé par lui.

Dans une première partie, nous allons passer rapidement en revue les méthodes de traitement connues de l'hypospadias et nous en consacrerons une seconde à l'idée que nous nous faisons de sa *Thérapeutique actuelle* servie par les méthodes contemporaines.

A. ÉTUDE GÉNÉRALE
DES DIFFÉRENTES MÉTHODES

1° Période ancienne. — Tunnellisation simple.

Si l'on excepte Paul d'Égine qui supprimait d'une façon par trop radicale la difformité en amputant la verge en avant du méat hypospade, tous les chirurgiens anciens sont dans le traitement de l'Hypospadias de simples tunnellisateurs.

Galien perforait le gland avec des épines, Albucasis, avec un couteau délié, triangulaire, en forme de feuille de myrthe, laissant en place pendant plusieurs jours une tige de plomb pour empêcher la rétraction.

Au moyen âge, les médecins arabes et européens suivent les traces de leurs devanciers. Amatus Lusitanus, bien des siècles avant von Hacker, tunnellisera le gland, du méat hypospade vers l'extrémité de la verge, avec une canule dont il favorise la sortie par une incision au bistouri.

Fabrice d'Acquapendente, Dionis, Ambroise Paré, Guillemeau, Haller, Lescot, Daleschamps, de Lyon, restent fidèles à cette méthode.

Après une longue période où le traitement de l'affection semble avoir été complètement délaissé, Rublach et Begin cherchent à empêcher l'oblitération du canal et à le transformer en une « fistule persistante ».

Malgaigne et Boyer considèrent l'opération comme impraticable.

Dupuytren (1834) emploie la cautérisation pour lutter contre l'effacement du canal. Après tunnellisation au trois-quart, il cautérise le trajet avec un roseau rougi à blanc. La gangrène faillit détruire l'organe. Sans se décourager, Dupuytren traita avec succès un autre malade, mais Guersant, voulant l'imiter, eut dix insuccès sur dix interventions. Guillon (1843) opère avec deux petits ténotomes, l'un aigu, l'autre mousse, et entretient la plaie à l'aide de bougies volumineuses. Rippoll (1856) relate une opération faite heureusement sur un enfant dont il perfore le gland avec un trocart.

Cette même année, Maisonneuve, frappé de la fréquence des rétrécissements cherche « à mettre, en quelque sorte, le conduit formé artificiellement dans les mêmes conditions que le canal normal, en le doublant d'une membrane qui lui tient lieu de muqueuse ».

Il perfore le gland, dissèque sur la face inférieure de la verge un lambeau étroit, de même longueur que le nouveau canal, adhérent, par son extrémité antérieure, en arrière de l'orifice anormal. Au moyen d'un fil, il attire l'extrémité libre du lambeau dans le nouveau canal et la fixe à l'extrémité du gland. « De cette façon, dit-il, le lambeau renversé ferme exactement l'orifice anormal, il forme un plan cutané, qui dirige l'urine dans le conduit de nouvelle formation et, de plus, constitue à sa paroi inférieure, une surface épidermique qui en empêchera le rétrécissement. »

Le principe de la tunnellisation avec revêtement protecteur était trouvé ; malheureusement, les espérances de Maisonneuve ne se réalisèrent pas ; la plaie infectée, le lambeau se sphacèla.

Cette tentative devait, pendant quelque temps, rester lettre morte. Avec Bouisson allait s'ouvrir la période moderne, et l'ère des procédés à lambeaux.

2° Période moderne (de Bouisson à nos jours). (Procédés à lambeaux.)

Avec Bouisson, le traitement de l'hypospadias, s'éclaire d'un jour tout nouveau. Thiersch et Duplay s'inspirent de ses idées et établissent le principe des opérations successives. On doit s'attaquer d'abord aux malformations connexes (adhérences et incurvation de la verge, refaire ensuite le canal pénien, le canal balanique et fermer enfin les fistules sous-péniennes.

C'est dans le temps de création de l'urètre pénien que surgit alors la multitude des procédés à lambeaux. Nous allons les passer rapidement en revue, en suivant la classification de Reure que nous complèterons sur certains points.

A. PROCÉDÉS A LAMBEAUX PÉNIENS

1° *Procédé de Thiersch et Anger.* — Une incision longitudinale est menée sur le fourreau de la verge, de la base du gland au scrotum, parallèlement à la ligne médiane, à 1 centimètre du raphé.

Deux incisions transversales partent de chaque extrémité de la précédente et vont rejoindre la ligne médiane, l'antérieure au niveau du méat, la postérieure au-dessous du pertuis urétral.

Le lambeau ainsi déterminé est disséqué et renversé sur une sonde pour constituer un canal qui se continue en arrière avec l'urètre et aboutit en avant au gland. De l'autre côté, à droite de la ligne médiane, à 3 millimètres en dehors, nouvelle incision longitudinale, parallèle au raphé et qui permet avec un lambeau, analogue au précédent dans sa forme, mais disséqué de dedans en dehors cette fois, de recouvrir la surface cruentée du lambeau précédent retourné sur lui-même.

Le bord libre du lambeau droit est affronté pour cela avec la lèvre externe de la plaie du côté opposé.

2° *Procédé de Duplay.* — Pratiquer à la face inférieure de la verge, de chaque côté et à quelques millimètres en dehors de la ligne médiane, une incision longitudinale étendue de la base du gland à 1 centimètre en avant de l'ouverture hypospadienne.

Aux extrémités de cette incision et de chaque côté, on en mène deux autres perpendiculaires à la première, très courtes, achevant de limiter deux petits lambeaux rectangulaires qui vont être libérés. A cet effet, on dissèque les lèvres internes des deux incisions longitudinales, de façon à obtenir deux petites valves qui pourront être inclinées l'une sur l'autre, face cutanée endessous.

Il n'est pas nécessaire que ces deux lambeaux se touchent par leurs bords; il suffit, d'après Duplay, que la paroi du nouveau canal soit à moitié en surface cutanée pour que la rétraction ne soit pas à craindre.

Ces lambeaux doivent être disséqués assez épais pour détacher le corps spongieux.

Les lèvres externes des deux incisions qui doivent être rapprochées et superposées aux lambeaux précédents seront superficiellement, mais largement disséqués. Attirées vers la ligne médiane, elles formeront deux nouveaux lambeaux répondant par leur face cruentée à la face cutanée des premiers, constituant le nouvel urètre (Monod et Vanverts).

Suture des lambeaux superficiels par affrontement en surface. Striction modérée à l'aide de tubes de Galli.

Le bord antérieur des lambeaux est réuni par quelques points au bord postérieur du gland avivé.

Le canal glandaire a été constitué pendant la séance préparatoire de redressement de la verge. Dans une séance ultérieure, le nouvel urètre sera abouché avec l'ancien.

Les premiers temps seront effectués dans l'enfance, selon Duplay, la fermeture de la fistule périnéale à la puberté.

Pousson, Routtier, Forgue ont perfectionné ce procédé sans y apporter de modifications essentielles. (Voir thèse de Marato, Paris, 1898.)

3° *Procédé de Russell (British medical Journal*, 1900). — Il est curieux par son ingéniosité. Une incision circulaire au niveau

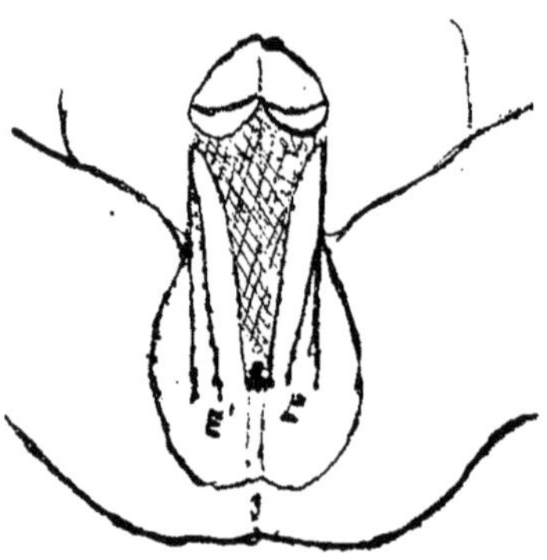

Fig. 1. — Procédé de Russell.

de la couronne au gland entoure le fourreau. La partie antérieure de cette incision est abaissée avec l'index jusqu'au niveau du méat périnéal en rompant les adhérences fibreuses qui déterminent la coudure. Les ciseaux achèvent soigneusement de libérer la gouttière sous-caverneuse. La verge est redressée et la surface cruentée a pris la forme d'une raquette à manche élargi (portion ombrée de la figure). Dans un deuxième temps, perforation du gland.

Puis une incision partant de l'orifice périnéal, à un tiers de pouce environ de la surface cruentée, suit cette incision, passe sur le dos de la verge et redescend parallèlement au bord correspondant du côté opposé.

Il en résulte une bande de peau qui ressemble par sa forme à une « étole de prêtre ». Elle est détachée de ses connexions, excepté à ses extrémités et passée par-dessus le gland « comme un prêtre enlève son étole ». Cette boucle est alors aplatie de telle façon que ses deux faces cutanées soient en contact, les deux surfaces cruentées en dehors. Une pince attire le milieu de la boucle à travers le canal glandaire, on coupe la portion qui dépasse pour fixer ce qui reste au nouveau méat. Les bords postérieurs des lambeaux sont placés bien exactement dans le fond de la gouttière caverneuse, leurs bords antérieurs réunis par des points de suture qui ramènent en même temps sur la ligne médiane les bords externes de la plaie cutanée. La paroi du nouvel urètre, étendue de l'orifice hypospade au sommet de la verge redressée est formée par les faces cutanées de la boucle, mises en contact. L'orifice périnéal fut fermé dans une séance ultérieure avec l'aide d'un drainage sus-pubien.

4° Wood, Cerruti, Kronacher ont utilisé le prépuce pour refaire le plancher d'un canal balanique.

B. PROCÉDÉS A LAMBEAU SCROTAL

1° *Procédé de Bouisson.* — Bouisson utilise un lambeau taillé sur le scrotum, relevé d'arrière en avant, autour de la ligne péno-scrotale comme charnière et suturé à deux incisions longitudinales, faites à la face inférieure de la verge de chaque côté de la ligne médiane. L'orifice hypospadien péno-scrotal se trouve ainsi fermé par le relèvement du lambeau.

2° *Procédé à lambeau scrotal d'origine allemande.* — Rosenberger-Landerer-Bidder font d'abord adhérer le pénis au scrotum en laissant entre les lignes d'avivement le trajet du nouveau canal. On découpe ensuite le fragment de peau scrotale adhérent à la verge, celle-ci se trouve ainsi libérée avec un canal reconstitué, sa paroi supérieure formée par le pénis, sa paroi inférieure par le lambeau scrotal.

3° *Procédé de Rochet.* — Deux incisions longitudinales sont menées de chaque côté de la ligne médiane à la face inférieure de la verge.

On taille sur le scrotum un lambeau que l'on fait basculer autour de son bord adhérent pour l'appliquer face cruentée en dehors sur la face inférieure de la verge et suturer ses bords latéraux à la lèvre interne des incisions sous-péniennes.

Les lèvres externes disséquées forment deux volets qui sont attirés et suturés sur la ligne médiane pour recouvrir le lambeau scrotal. Forgue préconise ce procédé avec quelques modifications. (Th. de Flavier, Montpellier 1898.)

4° *Procédé de Beck (N.-Y. Med. J.* 1900). — Ce procédé rappelle le précédent inverti. Le canal est formé aux dépens de deux lambeaux péniens suturés sur la ligne médiane et recouverts par un lambeau scrotal tordu à sa base pour ramener sa face cutanée en dehors.

Ces procédés à lambeaux scrotaux conviennent aux hypospadias péniens et péno-scrotaux. Ils suppriment les temps d'abouchement du méat hypospade et du nouveau canal commun aux procédés à lambeaux péniens.

C. Méthode italienne appliquée a l'urétroplastie

Montet et Laurent ont cherché à reconstituer le canal, le premier sans résultats, à l'aide d'un lambeau pris à la région pubienne, le second à la face antéro-interne de la cuisse, avec succès.

3° **Période contemporaine (Tunnellisation avec revêtement et allongement de l'urètre).** — Dans l'évolution du traitement de l'hypospadias, Argento renoue la chaîne du passé en tunnellisant le gland avec un trocart et en maintenant une sonde à demeure assez longtemps (douze mois chez son malade) pour obtenir une surface épidermisée représentant le nouvel urètre artificiel. On peut se demander aux dépens de quels éléments a pris naissance ce prétendu épiderme et craindre un rétrécissement ultérieur. La tunnellisation ne fut sans doute pas revenue en honneur si van Hook, Nové Josserand, Beck, von Hacker n'avaient eu l'idée d'imaginer les procédés que nous étudierons bientôt dans tous leurs détails.

B. THÉRAPEUTIQUE ACTUELLE DE L'HYPOSPADIAS

I. PRÉLIMINAIRES

1° Difficultés du traitement. — 2° But et indications de l'intervention. — 3° Opérations préliminaires parfois suffisantes. — 4° Création de l'urètre pénien.

La thérapeutique de l'hypospadias a bénéficié des méthodes antiseptiques modernes d'une facon plus modeste, cependant, que la chirurgie en général. La situation du champ opératoire, le passage de l'urine rendent difficile après l'opération le maintien d'une asepsie rigoureuse déjà malaisément obtenue avant elle. Bouisson avait indiqué, en quelques lignes, les difficultés accumulées devant le chirurgien. Quarante ans écoulés, elles sont encore d'actualité.

1° Difficultés du traitement. — « La fissure congénitale de l'urètre n'a pas été, dit-il, le sujet d'autant d'essais chirurgicaux que les autres malformations et surtout de progrès pour le rétablissement des formes normales. Sans doute, il faut en accuser : la disposition même des parties défavorablement organisées pour le succès des opérations chirurgicales, la présence du liquide urinaire qui fait souvent échouer les tentatives de réunion; les variations physiologiques de volume des parties, qui suscitent des obstacles d'un autre genre ; la ténuité des couches tégumentaires destinées à fournir les lambeaux autoplastiques qui facilite leur mortification, à l'occasion de la moindre atteinte inflammatoire; enfin la nature même de l'opération qu'il s'agit de pratiquer et qui est la source de difficultés particulières, soit dans l'exécution opératoire elle-même, soit dans les résultats définitifs auxquels il faut arriver. Il s'agit, dans beaucoup de cas au moins, de refaire et de conserver un canal, d'oblitérer une ouverture fistuleuse naturelle ; toutes circonstances dont l'art ne triomphe pas sans obstacles d'une manière générale et qui, dans l'espèce, s'accroissent par les divers motifs que nous avons énumérés. Cependant, la chirurgie ne doit pas rester inerte devant des cas de cette nature. L'effort qu'elle doit tenter est des plus légitimes, car il s'agit non seulement de rétablir des formes défectueuses mais souvent de restituer une fonction dont l'intégrité influe d'une manière majeure sur le bonheur de l'individu et l'arrache à sa nullité dans la société en lui restituant le pouvoir d'engendrer. »

« S'il était possible à la chirurgie de produire ce résultat, dit Müller, elle ferait véritablement un acte de justice ! » « Hâtons-nous d'établir, ajoute Bouisson, que c'est surtout pour le deuxième et le troisième degré de l'affection que l'art chirurgical peut intervenir utilement. L'hypospadias balanique ne s'opposant généralement, ni à l'émission des urines, ni à la fécondation et ne produisant pas de difformité notable, il n'y a pas lieu de pratiquer l'opération. Et, d'ailleurs, les chirurgiens sont très rarement consultés sur ce point. L'hypospadias périnéal ou vulviforme tend aussi, par l'excès même de l'imperfection des organes, à sortir des limites de la chirurgie opératoire. »

2° **But et indications de l'intervention.** — Nous sommes aujourd'hui mieux armés et nous pouvons étendre plus largement les indications opératoires.

L'hypospadias périnéal peut être corrigé d'une façon à peu près complète. Quant à l'hypospadias balanique et juxta-balanique, même en dehors des cas où l'orifice hypospade par sa forme, son calibre ou son siège apporte un obstacle sérieux à la miction ou à l'accomplissement des fonctions génératrices, le chirurgien peut lui offrir maintenant, sûrement, une amélioration si évidente, un retour si parfait à l'état naturel qu'il est est bien tenté de proposer une intervention. Et cela surtout chez les jeunes sujets où les résultat seront plus certains et où l'on ne sait pas si l'enfant devenu homme n'aura pas à souffrir de son infirmité, ne serait-ce que moralement.

Même dans les cas les plus bénins de l'affection, le jet d'urine a une direction descendante défectueuse obligeant l'hypospade à prendre des dispositions particulières pour ne pas salir ses vêtements. Le sperme est projeté dans de mauvaises conditions « de visée et de jet », si bien que, sur cent hypospades examinés par Beck, aucun n'avait eu des enfants. Cet auteur prétend aussi, qu'en tenant compte de la dépression morale provoquée par cette malformation congénitale, il ne serait pas étonnant que l'on trouve, en examinant à ce point de vue les statistiques de suicide, un nombre élevé de victimes atteintes d'hypospadias.

Une intervention facile et sûre se trouve donc légitimée même dans les cas bénins, et cela d'aussi bonne heure que possible, afin que les organes génitaux puissent subir dans de meilleures conditions la poussée de la puberté et que l'enfant ignore une infirmité dont la connaissance pourrait troubler son évolution morale. On n'attendra pas que son costume se masculinise, on opérera de préférence au sortir de la seconde enfance. L'âge de deux ans, sur lequel nous reviendrons plus tard à propos de chacune des méthodes que nous allons étudier, nous paraît une moyenne acceptable.

Russell a indiqué d'une façon imagée les deux grands buts à atteindre dans le traitement de l'hypospadias : « élever le pénis pour en faire un *organe sexuel* « *effectif* et permettre au patient d'accomplir la mic- « tion d'une *façon masculine* ». Plus exigeants, nous pouvons maintenant lui demander d'en remplir un troisième à la fois esthétique et moral.

3° Opérations préliminaires parfois suffisantes. — Ces indications-là seront parfois remplies au prix d'interventions insignifiantes bien précisées et bien connues.

a) *Libération et redressement de la verge.* — Certains hypospades ont davantage à se plaindre de la coudure de leur verge et de son adhérence au scrotum que d'un orifice anormal siégeant à quelques millimètres de sa situation légitime. Quand l'incurvation du pénis est due à une simple palme cutanée étendue de la verge au scrotum, l'incision et mieux encore l'excision losangique au bistouri avec suture longitudinale des bords de la plaie (à condition que la dissection de la peau soit faite minutieusement, profondément) suffit à rendre à l'organe une longueur convenable. Nous avons assisté à une opération de ce genre pratiquée par M. le Dr Reboul, chirurgien des hôpitaux de Nîmes.

Mais la coudure du pénis a souvent une cause plus profonde que J.-L. Petit, avait heureusement rapporté à la rétraction de la cloison fibreuse des corps caverneux ainsi que de la face inférieure de leur enveloppe et, pour une certaine part, même, à l'atrophie de leurs cellules caverneuses. A la section aveugle au ténonotome préconisée par Bouisson, Duplay a substitué la section, à ciel ouvert, de ces brides fibreuses.

On incise transversalement, au niveau de la partie moyenne, la bride qui unit le gland à l'ouverture hypospadienne, pour arriver couche par couche à sectionner l'enveloppe fibreuse et la cloison des corps caverneux. De cette dissection résulte une plaie de forme losangique quand la verge est bien redressée et que l'on suture dans le sens longitudinal.

Pousson, pour redresser un gland très incliné vers l'axe de la verge, a imaginé l'opération suivante (Société de Méd. et Chirurgie de Bordeaux, 1902). Après avoir assuré l'hémostase par un lien élastique placé à la base de la verge, il sépare le gland de l'extrémité antérieure des corps caverneux en respectant autant que possible les vaisseaux et les nerfs dorsaux. Il arrête la dissection au corps spongieux. Il pratique ensuite une résection cunéiforme des corps caverneux, la base du coin répondant à la face dorsale de la verge. Enfin, il suture l'extrémité vive au gland, l'empêchant ainsi de se redresser. Pousson a pratiqué deux fois cette opération avec un excellent résultat.

b) *Débridement du méat.* — Dans d'autres cas, avec ou sans incurvation du pénis, un vrai et un faux méat sont si rapprochés qu'il suffit de faire sauter le petit pont de tissu qui les sépare pour faire disparaître l'inconvénient de cette double ouverture.

Il n'est pas rare non plus, de voir un orifice hypospade si étroit, que cette atrésie venant à provoquer des accidents de rétention, doit être traité d'urgence. On peut y remédier par avance en débridant l'ouverture. Voici une observation à ce sujet :

OBSERVATION

(Inédite, due à l'obligeance de M. Nové-Josserand.)

B..., les insertions inférieures du prépuce sont légèrement écartées, le méat anormal s'ouvre par un orifice filiforme exactement à la limite du gland; comme il n'y aurait pas une épaisseur de tissus suffisante entre les deux orifices pour pratiquer l'allongement de l'urètre, on se borne à agrandir le méat anormal par une incision prolongeant son bord supérieur sur la face inférieure de la verge.

Avant cette intervention, l'émission des urines était difficile, le jet mince, et l'enfant mouillait souvent son pantalon. Actuellement, elle est facile, le jet normal.

c) *Fermeture de la gouttière balanique.* — Parfois enfin, existe en avant du méat hypospade peu éloigné de sa situation normale, une gouttière glandaire si profonde, si bien formée, si bien tapissée de muqueuses, que la tentation vient, de suite, d'en suturer les bords simplement avivés et rapprochés sur un petit bout de sonde (Miller, Duplay), ou bien d'utiliser les procédés plus perfectionnés de Max Schüller ou König : « Schüller fait sur chaque bord de la gouttière balanique deux profondes incisions qui les clivent en deux plans; chacun de ces deux plans est suturé au plan correspondant de l'autre côté. König emploie un lambeau préputial; il taille un sillon sur la face inférieure du gland, qu'il tapisse au moyen d'une moitié de prépuce sectionné sur la ligne médiane et détaché au niveau de son insertion coronale, sauf un pédicule mince autour duquel on le fait basculer ».

Disons que malgré leur facilité apparente, ces procédés sont souvent suivis d'échecs et que, si la gouttière n'est pas très bien constituée, nous préférions de beaucoup, pratiquer l'allongement de l'urètre.

4° **Création de l'urètre pénien.** — Toutes ces petites interventions ne sont *suffisantes* que dans les formes peu accentuées de l'affection, elles ne sont que des temps préliminaires, quand l'orifice hypospade s'ouvre au pénis, au scrotum ou au périnée, et qu'il faut, créer en avant de lui, un canal pour porter l'urine et le sperme à l'extrémité de la verge. De là, le principe des opérations sériées établi par Thiersch et affirmé par Duplay qui envisageaient séparément :

1° Le redressement de la verge;
2° La réfection de l'urètre balanique;
3° La reconstitution de l'urètre pénien;
4° Le raccord des trois tronçons d'urètre;

a) *Critique des procédés à lambeaux.* — On sait par l'exposé historique que nous en avons fait, le nombre extraordinaire des procédés imaginés pour la reconstitution de l'urètre pénien. Malgré les perfectionnements longtemps cherchés pour augmenter la vitalité des lambeaux, pour rendre les sutures exactes et aussi peu offensantes que possible pour les minces tissus qu'elles devaient réunir, hâter le résultat définitif en pratiquant la fermeture des fistules en même temps que la création des canaux pénien et balanique, le succès de Pousson qui guérit un hypospadias périnéo-scrotal en une seule séance, reste un exemple rare.

Le procédé type de Duplay était, en somme, toujours le meilleur, c'était lui qui demandait le moins d'étoffe et donnait les lambeaux les mieux nourris, mais il restait vicié dans son essence par le nombre des sutures, les fistules siégeant nécessairement entre la portion moyenne et les tronçons antérieur et postérieur de l'urètre, son canal balanique sans revêtement.

On a vu parfois ce canal s'ouvrir après plusieurs années de fonctionnement, et nous ne parlerons pas des *fistules accidentelles* sur le trajet pénien et des échecs complets trop souvent constatés.

Sans compter que les opérations manquées compliquent les circonstances locales déjà peu favorables auparavant. Les méthodes anciennes donnaient des résultats bien rares malgré de nombreux essais et l'on peut dire que les chances de guérison étaient en nombre inverse de celui des opérations (Watten).

b) *Avantages de la tunnellisation.* — Ces échecs engagent les chirurgiens contemporains à recourir à la tunnellisation, avec revêtement interne. Ici plus de sutures qui se désunissent, plus de lambeaux qui risquent de se rétracter.

Le principe du décollement sous-cutané, sous lequel on insinue l'étoffe du nouvel urètre, Nové-Josserand, van Hook furent bien inspirés en l'inaugurant! On a ainsi d'autres garanties de prise qu'avec tout autre procédé, et on peut presque se passer de sutures, tellement la coaptation des surfaces cruentées est naturelle, tant l'adhésion rapide est favorisée par un adossement qui se fait sur cette grande surface de deux tubes emboîtés l'un dans l'autre, intimement.

Les sutures qui unissent les bords opposés du lambeau de revêtement sur la sonde sont peut-être simplement provisoires, elles servent seulement à maintenir pendant quelques jours la forme tubulaire de ce lambeau et peuvent lâcher plus tard sans avoir réunis vraiment les bords qu'elles affrontaient.

Peu importe, cependant, car alors la soudure de deux tubes emboîtés sera faite, sans être plus contrariée par les érections que dans n'importe quel procédé à lambeaux.

En somme, on peut dire que la création d'un urètre pénien par les procédés de tunnellisation avec revêtement que nous allons étudier peut s'obtenir sans sutures nécessaires, ou tout au moins d'une utilité très modérée.

Mais ce n'est pas là le seul avantage, le tunnel creusé sous la peau pourra cheminer ensuite à l'intérieur du gland et supprimer d'un coup, deux autres inconvénients du procédé de Duplay : le mauvais canal glandaire rétractile et peu solide, et la fistule « au raccord » antérieur entre le néo-urètre balanique et le néo-urètre pénien.

Ajoutons enfin que la peau de la région ne souffre aucunement dans l'intervention, le décollement est chose bénigne ; aboutirait-on à un échec, que la tentative serait indéfiniment renouvelable. Il n'y a ni cicatrice, ni rétraction vicieuses à redouter.

Tous les *desiderata* d'une bonne opération pour le traitement de l'hypospadias nous semblent pouvoir se résumer facilement :

Le nouvel urètre doit s'ouvrir en situation normale, être entouré de tissu érectile sur tout son parcours ou tout au moins à son extrémité ; il faut obtenir un résultat définitif dans une seule séance opératoire, quand c'est possible.

Le cadre des opérations successives, tracé par Duplay, n'est plus aussi étroit que par le passé. Dans la majorité des cas, le chirurgien peut avoir maintenant l'ambition d'atteindre le but dès la première intervention. Sans doute, faudra-t-il encore compter avec les incidents du traitement, aucune thérapeutique n'en est exempte, mais c'est déjà une satisfaction que de travailler avec l'espoir de résultats plus rapides et plus complets.

Dans l'étude des différents procédés que nous allons entreprendre en détail, nous nous attacherons à rechercher dans quelle mesure ils se rapprochent des *desiderata* que nous avons exprimés. Ceci nous permettra d'en établir la valeur.

II. PROCÉDÉ DE NOVÉ-JOSSERAND

1 Historique; 2° Manuel opératoire; 3° Suites opératoires; 4° Les observations; 5° Les résultats; 6° Avantages et inconvénients; 7° Indications.

1° Historique.

Le procédé de M. Nové-Josserand est caractérisé par la création à la face inférieure du pénis d'un tunnel sous-cutané que l'on peut prolonger en avant à l'intérieur du gland et surtout par le revêtement de ce tunnel, à l'aide d'une greffe dermo-épidermique prise à distance pour éviter la rétraction et l'oblitération du nouveau canal, le raccord des deux portions de l'urètre étant réservé pour une opération ultérieure.

Les précurseurs de la méthode ne sont donc pas davantage Maisonneuve et van Hook qui prenaient leur lambeau de revêtement dans le voisinage, en lui laissant un pédicule nourricier: que Wœfler, Walker, Fenwick qui, sans tunnelliser, empruntaient une greffe de raccord pour un urètre traumatisé à une muqueuse de l'organisme ou à des animaux variés.

Ce sont là des procédés d'exception ou de simple curiosité qui témoignent simplement de la possibilité et de la résistance des greffes tunnellisées ou non.

Tunnellisation du pénis et *greffe dermo-épidermique*, telles sont les deux caractéristiques du procédé de M. Nové Josserand.

La première communication sur ce sujet fut faite par l'auteur, en mai 1897, à la Société des Sciences médicales de Lyon. Elle relate l'observation du premier opéré qui devait inspirer, la même année, l'excellente thèse de Reure. Le malade fut présenté à la Société de Chirurgie le 18 novembre 1897 et, en avril de l'année suivante, M. Nové-Josserand exposait lui-même sa méthode dans un article de la *Revue de Chirurgie*. Le 8 janvier 1903 un nouvel opéré était présenté à la Société de Chirurgie de Lyon.

On trouvera plus loin les observations recueillies pendant ce laps de temps, dans le service de la Charité.

En 1899, Chouet présentait à Paris une thèse sur le traitement de l'hypospadias, par le procédé de M. Nové-Josserand, au sujet d'un malade opéré par M. Tuffier, dans son service de la Pitié.

L'intervention était complétée par une tunnellisation du gland, le nouveau canal s'étendant du périnée à l'extrémité de la verge.

Cette belle observation fit l'objet d'un mémoire de Tuffier dans les *Annales des maladies des organes génito-urinaires* (1899) et de la présentation du malade complètement guéri, à la Société de Chirurgie de Paris, le 14 mars 1900.

Le 12 mars 1902, M. Walther amenait, devant la même Assemblée, un jeune garçon opéré avec succès complet d'hypospadias périnéo-scrotal.

Parham a consacré une bonne place au procédé dans une étude générale faite sur le traitement de la difformité (*N. Orl. Med. Journal*, 1900).

Monod et Vanverts le décrivent à tort, pensons-nous,

comme une modification heureuse de celui de Van Hook.

D'ailleurs, en admettant même que cette opération soit analogue comme principe, elle « laisse, selon Chouet, à M. Nové-Josserand qui l'ignorait au moment de son intervention, tout le mérite de son idée et ne lui enlève rien de son originalité ».

2° Manuel opératoire

Les opérations préliminaires de redressement et de libération du pénis ayant été effectuées le cas échéant, assez de temps auparavant pour permettre aux tissus de reprendre leur vitalité et leur élasticité complète, il s'agit de créer maintenant un canal pénien et balanique.

Dans toutes ses publications à ce sujet et, tout récemment encore, devant la Société de Chirurgie de Lyon, M. Nové-Josserand conseillait, malgré divers essais de tunnellisation immédiate du gland, de rester fidèle aux principes de Duplay pour ne tenter que dans une opération indépendante la réfection du canal balanique.

La lecture de ses propres observations et celles plus convaincantes encore de MM. Tuffier et Walther démontrent que M. Nové-Josserand était pessimiste pour sa propre méthode et que le chirurgien peut maintenant avoir l'ambition de créer, d'un seul jet, un canal tapissé d'une pseudo-muqueuse et s'étendant depuis l'orifice hypospadien jusqu'à l'extrémité du gland.

Ce seul fait constitue déjà une amélioration évidente sur le procédé de Duplay, puisque l'épidermisation de ce trajet glandaire entravera sa rétraction et que sera ainsi supprimée d'emblée, une de ces désespérantes fistules péniennes qui restent maintenant le seul écueil redoutable dans la cure de l'hypospadias.

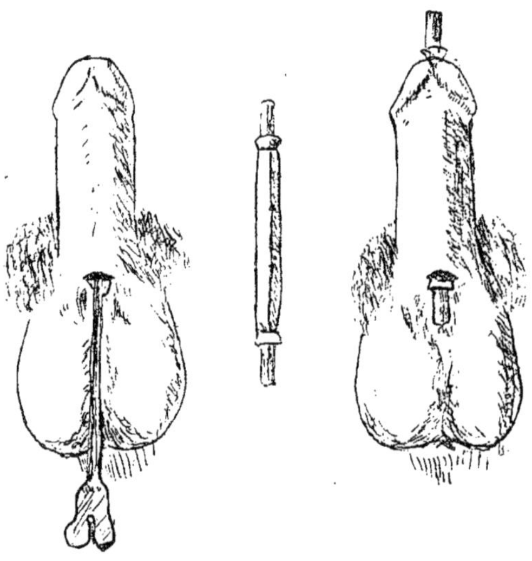

Fig. 2. — Procédé de Nové-Josserand.

Nous allons tracer le manuel opératoire de l'intervention en indiquant, à propos de chaque temps, les variations apportées au procédé primitif. (fig. 2)

1er *temps : tunnellisation du pénis*. — Le pénis tendu à l'aide de deux pinces fixées sur le gland ou le prépuce, le tunnel peut être commencé d'arrière en avant ou en sens inverse, cheminer sous la peau ou être creusé en plein tissu caverneux.

MM. Nové-Josserand et Walther pratiquent une incision transversale de 1/2 cm. environ en avant de l'orifice anormal de l'urètre et, avec un instrument mousse (sonde cannelée, branche de ciseaux) introduits par cette incision, ils décollent le fourreau de la verge sur la ligne médiane en se dirigeant vers la base du gland. L'instrument mousse est alors abandonné pour un trocart ou un bistouri qui s'enfonce en plein tissu pour ressortir à l'extrémité antérieure du gland, de préférence dans la fossette, vestige du vrai méat, quand elle existe. Si le gland est aplati, il ne faut pas hésiter à faire déboucher la percée quelques millimètres au-dessus de son pôle antérieur. Et cela, dans le but de laisser une certaine épaisseur à la lame sous-jacente de tissu érectile, qui, si elle est trop mince, soutiendra mal le nouvel urètre et le laissera se rétracter.

M. Tuffier conduit cette tunnellisation en sens inverse et plus profondément dans son parcours pénien. Laissons son élève Chouet nous en expliquer la technique.

« Il est nécessaire, pour ce temps, d'avoir un bistouri à lame étroite et à collet suffisamment long pour que la lame puisse créer tout le tunnel sans être arrêtée dans sa marche par le manche de l'instrument butant contre le gland. On dirige le bistouri vers le méat hypospade de telle façon que son dos soit sous la peau et son tranchant dans la gouttière caverneuse. Il serait facile, à la rigueur, d'assurer la direction du bistouri avec le doigt s'il tentait à s'écarter de la ligne médiane, car son dos est nettement senti et si aisément saisissable qu'on le peut maintenir constamment dans l'axe antéro-postérieur du pénis. L'instrument sectionne ainsi tout ce qui se trouve entre la peau et la gouttière sous-caverneuse et on fait ressortir sa pointe au niveau du méat hypospade. Si le corps spongieux est à peu près normal, on l'a ainsi traversé en son milieu ; si, ce qui est beaucoup plus fréquent chez les hypospadias péniens et scrotaux, il n'est représenté que par deux languettes latérales, on a ainsi passé entre et assez près d'elles pour les utiliser autant qu'il est possible dans ce procédé. »

Le sens de la tunnellisation n'a assurément aucune importance, et c'est une question tout à fait personnelle. Sa profondeur, au contraire, nous semble digne de fixer l'attention, car le nouvel urètre entouré de tissu érectile sur toutes ses faces sera, croyons-nous, mieux apte à remplir ses fonctions, dans la miction et le coït.

Dans tous les cas, le canal tubulaire doit être assez large, car l'introduction de la sonde porte-greffe est délicate, il faut éviter que le lambeau ne se déplace ou ne se déroule. Il sera donc bon de dilater le trajet en faisant tourner sur eux-mêmes, à son intérieur, la sonde cannelée ou le bistouri fin. Un petit dilatateur-gouttière de Tripier peut servir utilement.

La tunnellisation achevée, un aide comprime modérément la verge pour favoriser l'hémostase de la surface cruentée. Il faut empêcher, dans la mesure du possible, que l'hémorragie ne se reproduise une fois la greffe en place. L'hématome risquerait de l'étouffer ou d'entraver son adhérence.

Pendant ce temps le chirurgien s'occupe de la suite de l'opération.

Deuxième temps : Préparation d'une greffe tubulaire dermo-épidermique. — Les précautions aseptiques étant prises au niveau d'une région bien étoffée et peu riche en poils, face externe de la cuisse (Nové-Josserand), face antéro-interne (Walther), face externe du bras (Tuffier) on découpe une longue lanière épidermique, selon la méthode d'Ollier-Thiersch à l'aide d'un rasoir plat, *en sciant.*

Si les follicules pileux étaient trop nombreux, on pourrait les détruire soit par la galvano-puncture, soit à l'aide de pâtes dépilatoires.

La longueur du lambeau doit dépasser de 3 centimètres environ celle du canal à revêtir ; sa largeur, 2 à 4 centimètres en moyenne, sera sensiblement supérieure à celle de la sonde à employer.

Quant au choix de celle-ci, il n'est pas indifférent, on prendra de préférence une bougie en gomme, lisse et flexible. Son calibre, variable avec l'âge du sujet, sera deux ou trois numéros au-dessus de celui du canal que l'on désire obtenir, quand un léger degré de rétraction inévitable se sera produit. Nous verrons plus tard qu'il faut faire large pour faire suffisant.

On peut alors, suivant le conseil de Tuffier, lubrifier la sonde avec de l'huile aseptique pour éviter plus tard au moment de son extraction, de petites écorchures qui peuvent favoriser des adhérences ou la stenose partielle du conduit.

Le lambeau dermo-épidermique est maintenant enroulé sur la sonde, face épidermique en dedans. On l'y assujettit à l'aide d'un fin surjet ou de quelques points séparés au catgut. Deux ligatures à la soie, un peu serrées, fixent les deux extrémités du manchon et empêchent son glissement sur la sonde lors des manœuvres d'introduction.

Pendant toutes ces manipulations, un aide prévient le dessèchement de la greffe en l'arrosant avec du sérum de Hayem (Tuffier).

M. Nové-Josserand considère cette pratique comme inutile.

Troisième temps : Mise en place de la greffe tubulaire. — L'hémostase paraissant suffisante, on introduit dans le tunnel pénien la sonde porte-greffe. Si le manchon glissait sur la bougie préalablement huilée, les deux chefs, de l'une des ligatures circulaires, laissés un peu longs à dessein, attirés d'abord dans le canal à l'aide d'une pince peuvent servir à l'amarrer et à faciliter son entrée en même temps que celle de la sonde conductrice.

Quand les deux extrémités du tube cutané sont en contact avec les deux ouvertures du tunnel, on coupe la bougie au ras de la greffe, surtout pour son bout postérieur. Il importe, en effet, de laisser à la verge toute sa mobilité et un libre accès vers le méat anormal pour la fixation d'une sonde à demeure.

M. Tuffier fixe l'extrémité du fourreau de peau au bord du nouveau méat par des points de suture séparés. M. Nové-Josserand se contente d'immobiliser la bougie par un point métallique perforant le gland.

La verge est alors entourée d'un pansement à la gaze faiblement compressif. Elle est ensuite relevée sur l'abdomen et toute la région est cachée par un large pansement ouaté, d'où ne sort que la sonde à demeure vésicale.

L'opération de M. Tuffier aurait duré douze minutes.

3° Suites opératoires.

Les suites opératoires sont généralement simples, et si le malade ne souille pas son pansement en dehors de la surveillance nécessaire au bon fonctionnement de la sonde à demeure, il est inutile de le défaire avant le huitième jour.

Extraction de la sonde. — M. Nové-Josserand a conseillé et conservé la pratique de n'enlever la bougie qu'au bout d'une semaine. M. Tuffier plus hâtif la retira au troisième jour sans incidents, grâce sans doute à sa lubrification préalable. D'ailleurs, dans tous les cas, l'extraction de la sonde est facilitée par la desquamation des couches superficielles du transplant très abondante chez le malade de M. Walther.

On excise alors les parties exubérantes de la greffe, mortifiées, et le canal apparaît alors, en tout semblable, à un urètre normal. Il ne reste plus, pour l'instant, qu'à entretenir sa perméabilité.

Le drainage vésical peut être dès maintenant supprimé.

Le Cathétérisme. — Le cathétérisme du nouveau canal ne doit pas être commencé immédiatement, il nécessite aussi des soins minutieux ; ce sont des précautions sur lesquelles il est utile d'insister sous peine d'échec. MM. Nové-Josserand et Rochet attribuent les insuccès constatés chez leurs premiers opérés, à des cathétérismes commencés trop tôt et avec des bougies trop dures. On provoque d'abord des hémorragies et des douleurs sans grande importance par elles-même, mais traduisant sur l'heure de petites écorchures de la membrane, encore bien fragile, qui auront pour conséquence des décollements, des adhérences ou des rétrécissements cicatriciels autrement graves que la rétraction physiologique momentanée de la greffe.

On devra donc laisser le nouveau canal se reposer pendant cinq ou huit jours et ne pratiquer les premiers cathétérismes qu'avec une sonde molle, petite, bien vaselinée et conduite avec prudence.

Sous l'influence de ce massage quotidien, la paroi urétrale reprendra bientôt de la souplesse, une élasticité plus grande, permettant l'introduction de sondes plus volumineuses.

On doit continuer les cathétérismes quotidiens, pendant toute la période de rétraction physiologique des greffes, un mois ou deux environ. On pourra les espacer ensuite et les rendre hebdomadaires pendant six mois ou un an. Le canal est alors acquis. Hâtons-nous de dire que la fermeture de la fistule subsistante sera autrement chanceuse. Nous devons en parler dans un chapitre spécial à la fin de notre étude.

4° Observations.

Avant d'exposer les résultats et les conclusions que nous déduisons de l'application de la méthode, nous allons rapporter les observations recueillies à ce sujet.

OBSERVATION I

(*In* thèse de Reure. Lyon, juillet 1897
et in *Revue de chirurgie*, 1898).

Hypospadias péno-scrotal. — Procédé Nové-Josserand.

X.., âgé de vingt et un ans. Hypospadias péno-scrotal. L'orifice de l'urètre s'ouvre au fond d'un infundibulum, qui vient s'aboucher dans l'angle péno-scrotal. En écartant les lèvres de l'entonnoir, on aperçoit le méat qui a la forme d'une fente antéro-postérieure et qui est surmonté en avant par un petit tubercule muqueux. La verge est assez bien développée, ainsi que le gland. Elle présente une inflexion en bas assez considérable qui s'exagère pendant l'érection. Sur sa face inférieure, la place de l'urètre est occupée par une gouttière largement déprimée recouverte d'une peau absolument normale. Rien à signaler du côté des bourses, les testicules sont bien descendus, ils sont petits. Au point de vue fonctionnel, la miction se fait assez bien, mais le malade se mouille ; au point de vue sexuel, il a des érections normales. Dans son ensemble il a l'air masculin, il n'a pourtant pas de barbe.

Première intervention. — Elle consiste : 1° à libérer la verge ; 2° à refaire un canal balanique.

1° Pour libérer la verge, on fait dans sa partie moyenne une incision transversale, longue d'environ 3 centimètres, intéressant la peau le tissu cellulaire sous-cutané et l'enveloppe fibreuse des corps caverneux. L'hémostase fut difficile à obtenir, on dut faire des points de suture en surface avec de la soie pour fermer les corps caverneux. Puis la peau fut réunie dans le sens longitudinal et la verge maintenue redressée;

2° Dans ce même temps on reconstitua la partie balanique du canal. Une profonde incision faite à la face inférieure du gland permit d'y placer un bout de sonde, par-dessus lequel on fit la réunion, en se servant de plaques de plomb suivant le procédé de Duplay. La guérison se fit sans incidents, mais le malade négligea de cathétériser son canal balanique qui se referma rapidement.

Deuxième intervention. — Après avoir attendu environ trois semaines jusqu'à ce que le redressement de la verge parût définitif on chercha à refaire un canal pénien suivant la méthode de Duplay.

Celle-ci fut suivie d'une façon rigoureusement exacte dans tous ses détails. Aucun incident opératoire.

Vers le septième ou huitième jour le malade se plaignant de souffrir beaucoup, on enleva le pansement. Les sutures paraissaient avoir tenu, il n'y avait aucune trace d'inflammation et on attribua les symptômes présentés à de la grippe, les bords du lambeau seuls étaient un peu tuméfiés et œdémateux.

Le lendemain on vit que toutes les sutures avaient lâché, les lambeaux étaient revenus de l'un et l'autre côté, il ne persistait pas une seule portion du canal néoformé.

Troisième intervention. — En raison de cet insuccès on renonça au procédé de Duplay et on pratiqua l'opération suivante : incision transversale de 2 centimètres faite aussitôt en avant du méat et ouvrant le tissu cellulaire sous-cutané Un instrument mousse, introduit par cette incision décolle les tissus et, en se dirigeant d'arrière en avant, crée un conduit sous-cutané jusqu'à la base du gland. Celui-ci fut perforé avec un gros trocart, mais cet orifice n'étant pas suffisant, on dut l'inciser sur sa face inférieure. On prit alors sur la cuisse un lambeau dermo-épidermique taillé suivant la méthode d'Ollier, on l'enroula sur une sonde n° 16 de telle sorte que sa surface cruentée était dirigé en dehors, sa surface cutanée reposant directement sur la sonde. Puis on introduisit la sonde ainsi chargée dans le canal sous-cutané et on la maintint fixée par un pansement convenable.

Le huitième jour la sonde fut retirée, la greffe avait pris et on commença de suite à faire des cathétérismes quotidiens. Petit à petit, malgré eux, le canal se rétrécit dès les premiers jours, la sonde passait avec peine et détermina quelques hémorragies ; au bout d'environ trois semaines le canal admettait une sonde calibre n° 12 et la rétraction parut avoir cessé. Mais comme ce calibre n'était pas suffisant pour l'urètre définitif on décida de recommencer en faisant d'emblée un canal beaucoup plus grand.

Quatrième intervention. — A l'aide d'une curette on enlève tout le revêtement interne du nouveau canal qui paraît bien être formé d'une véritable peau. Puis avec le dilatateur de Tripier on crée un nouveau canal beaucoup plus grand, dans lequel on introduit, comme la première fois, une sonde en gomme n° 22, chargée d'une greffe d'Ollier disposée comme cela est précédemment décrit. Le tout fut laissé en place dix jours. On retira alors la sonde et on vit que la greffe avait pris. Mais profitant de l'expérience acquise on ne commença pas de suite le cathétérisme, ce fut seulement au bout de deux ou trois jours qu'on permit au malade de passer une sonde molle n° 21. Cette fois il n'y eut ni hémorragie, ni douleurs et, trois semaines après l'intervention, le canal admettait encore la sonde n° 21 aussi bien que le premier jour.

Ceci laisse à supposer que la rétraction était due dans le cas précédent à ce que des cathétérismes trop hâtifs et faits avec des sondes dures avaient dû enlever de la greffe par place et causer de la rétraction. On se décida alors à terminer la cure de l'hypospadias.

Cinquième intervention. — Il fallut d'abord aboucher ensemble les deux canaux. Pour cela, après avoir enlevé les petits bourgeons qui recouvraient le méat, on introduisit une sonde. puis on procéda de la façon suivante : la large fistule urinaire étant circonscrite par une incision ovalaire passant à environ 5 millimètres de ses bords, la lèvre interne de l'incision fut disséquée et rabattue sur la sonde. Puis on sutura entre elles ces lèvres par une suture intradermique au catgut, fermant ainsi le canal sans qu'aucun point de suture ne pénètre à son intérieur, puis on réunit entre elles longitudinalement les lèvres externes de l'incision avec des fils métalliques. On dut dans ce même temps refaire l'extrémité balanique du canal. Le gland étant incisé profondément sur sa face inférieure on plaça la sonde dans cette gouttière, puis on libéra par deux petites incisions latérales deux petits lambeaux qui furent rabattus en bas sur la sonde. On maintint le tout par un fil métallique fixé au moyen de plaques de plomb. Avant de fermer le gland on tapissa toute sa surface cruentée au moyen d'une greffe dermo-épidermique taillée sur la cuisse.

On aviva également les bords de la petite fistule qui persistait entre la base du gland ainsi reconstitué et l'extrémité antérieure du canal nouvellement créé et on en réunit les bords par un fil métallique fixé aussi à l'aide de plomb.

Cette dernière intervention eut un résultat moins heureux que la précédente. Le malade fut pris de symptômes ressemblant à de la grippe, il eut pendant deux à trois jours une courbe de température assez élevée, la reconstruction de l'urètre balanique manqua complètement.

Une sixième intervention fut nécessaire qui enfin réussit, on en profita pour fermer une petite fistule que le malade présentait au niveau de la soudure de son urètre pénien avec son ancien canal.

Ces différentes interventions avaient demandé un espace de six mois, d'avril à novembre 1897. M. Nové-Josserand revit son opéré en avril 1898, le succès s'était maintenu. L'urètre nouveau se montrait tapissé d'un véritable revêtement cutané grisâtre, dont la souplesse et l'élasticité pendant la miction et l'érection ne laissaient rien à désirer. Il était toujours perméable à une sonde n° 19 et le cathétérisme ne montrait aucune autre particularité qu'un léger ressaut au niveau du point où a été fait l'abouchement des deux urètres.

OBSERVATION II

Inédite, due à l'obligeance de M. Nové-Josserand.

Hypospadias juxta-balanique. — Procédé Nové-Josserand.

A..., sept ans. Le méat anormal se trouve sur la face inférieure de la verge, à une très faible distance en arrière de la base du gland. Il est rétréci et ses dimensions n'excèdent pas le volume d'une petite tête d'épingle. Aussi la miction est-elle difficile et le jet d'urine très petit. Pas d'incurvation de la verge. Pas de palmure.

Sur le gland, on trouve une fente occupant la position du méat normal. Le prépuce volumineux non fermé sur la face inférieure s'étale en tablier au dessus du gland.

11 février 1899. — On agrandit au bistouri le méat normal. De là, un trocart est poussé vers la base du gland, créant à l'intérieur de celui-ci un conduit que l'on tapisse avec une greffe dermo-épidermique prise sur la cuisse et enroulée préalablement sur une sonde laissée à demeure dans le canal. Cette sonde fut retirée au bout de huit jours.

25 février. — Le nouveau canal est oblitéré à son orifice par un accollement des bords du méat, d'ailleurs très facilement détruit. Le canal est tapissé d'une muqueuse grise. On avive alors la fistule sous-balanique correspondant à l'ancien méat et on la ferme par trois points de suture métalliques. La désunion se fit les jours suivants et le malade quitte le service avec son canal toujours perméable, mais conservant une fistule pénienne.

10 juin 1899. — Nouvelle tentative de fermeture de la

fistule pénienne. On circonscrit la fistule par une incision circulaire passant à environ un demi-centimètre de ses bords. La lèvre interne disséquée est rabattue sur le canal et suturée de manière à fermer la partie inférieure de la fistule. Pour la partie supérieure, on rapproche le bord correspondant du gland avivé. Puis par-dessus, on fait un second plan avec la peau de la lèvre externe de l'incision circulaire ramenée au-devant de l'ancien orifice fistuleux.

La désunion se fit de même, le malade quitte le service et nous avons pu le revoir seulement dans ces derniers temps.

25 mars 1903. — La fistule s'ouvre toujours à la base du gland, elle est large, la miction est facile et cette amélioration fonctionnelle est le seul résultat précis des interventions antérieures. En avant de la fistule, on voit sur la face inférieure du gland une dépression assez profonde qui est fermée sur sa face inférieure seulement par un très petit pont de tissu large d'environ 2 millimètres. C'est manifestement le vestige du canal intra-balanique constitué par la première opération, dont la face inférieure, en partie détruite par les avivements successifs faits, au cours des tentatives de fermeture de la fistule, n'est plus représentée que par cette étroite bande de tissu.

Dans l'état actuel, M. Nové-Josserand estime que le procédé de von Hacker serait indiqué et il l'appliquerait si le mauvais état de santé du sujet ne décidait à ajourner sa rentrée à l'hôpital.

OBSERVATION III

(Inédite, due à l'obligeance de M. Nové-Josserand.)

Hypospadias pénien antérieur. Procédé Nové-Josserand.

P .., cinq ans et demi. Le méat anormal est représenté par un petit pertuis situé à 1 centimètre au-dessous de la racine du gland. Le gland lui-même présente une dépression au niveau de la place normale du méat. Il n'y a pas d'autre déformation que le développement du prépuce en tablier.

17 mars 1899. — Avec un gros trocart on perfore le gland d'arrière en avant à partir de l'orifice de l'hypospadias. Le nouveau canal est ensuite élargi avec une pince hémostatique, puis on place à son intérieur une sonde revêtue d'une greffe autoplastique prise sur la cuisse. La sonde est retirée le 25 mars. Le malade quitte le service pour rentrer chez lui où il doit pratiquer le catéthérisme régulier de son canal antérieur.

Pour diverses raisons, le deuxième temps de l'opération fut retardé.

Septembre 1901. — Le canal néoformé étant bien calibré par le catéthérisme régulier, on tente de fermer la fistule péniennne.

On circonscrit celle-ci par une incision circulaire dont on dissèque la lèvre interne pour former, de chaque côté, un petit lambeau qui est rabattu sur la sonde, face cutanée en dedans, et suturé par des points intra-dermiques.

La lèvre externe, disséquée à son tour, est attirée en dedans et vient former un deuxième plan au-devant de la fistule. Au bout de quelques jours, on constate que la désunion s'est faite, les fils de suture ayant coupé les tissus. La plaie s'est rouverte et se trouve entourée d'une surface cruentée assez large, en voie de bourgeonnement.

On fait alors, pour fermer cette fistule, une autoplastie au moyen du prépuce.

On pratique à la base de ce dernier une incision transversale assez large pour permettre d'y amener le gland. La partie antérieure du prépuce est abaissée comme une jugulaire sur la face inférieure de la verge et suturée par son bord cutané à la face inférieure du gland, par son bord muqueux au bord postérieur de la fistule, la surface de section, la tranche préputiale, devant combler la perte de substance urétrale.

3 février 1903. — Le lambeau abaissé a vécu. Il s'est bien soudé du côté droit, mais à gauche persiste une assez large fistule au point de plissement résultant du mouvement de bascule du prépuce. De plus, il ne s'est pas soudé non plus avec la base du gland et, à ce niveau, il y a également un orifice assez large donnant accès sur la fistule.

Malgré cela, la miction se fait en grande partie par l'extrémité du gland où vient s'ouvrir le canal reconstitué par la greffe qui a conservé son calibre, bien que les cathétérismes aient été cessés depuis longtemps.

Quand on soulève le pont préputial, on découvre, au fond d'une sorte de cloaque, les deux segments de l'urètre distants d'environ 7 millimètres, l'antérieur étant le canal néoformé intra-glandaire.

10 avril 1903. — Le néo-canal est avivé en faisant de chaque côté une incision de dedans en dehors, intéressant la nouvelle muqueuse sur une profondeur de quelques millimètres, sans toucher au reste du revêtement du canal. Sur la face supérieure du lambeau préputial qui recouvre la fistule, on taille un lambeau rectangulaire long de 2 centimètres environ, large de 5 millimètres, à base antérieure, correspondant au bord postérieur de la fistule. Ce lambeau est attiré, en le retournant, à travers le nouvel urètre et fixé au méat par deux points de suture au catgut.

On fait ensuite, de chaque côté de la perte de substance urétrale, une incision longitudinale qui se prolonge jusqu'au gland, sur lequel elle empiète un peu. La lèvre interne, légèrement disséquée, est fixée au bord latéral correspondant du lambeau relevé. Les lèvres externes sont ensuite disséquées un peu plus largement pour pouvoir être ramenées sur la lèvre médiane où elles sont maintenues d'abord par un fil de catgut passé en U, les prenant au niveau de leur base pour éviter la traction sur les sutures et obtenir un adossement aussi large que possible des surfaces cruentées. Les bords sont suturés au catgut. Enfin, on avive les bords de la fistule gauche qui est fermée seulement par un point de suture pour permettre l'écoulement du sang. Sonde à demeure.

OBSERVATION IV

(Inédite, due à l'obligeance de M. Nové Josserand).

Hypospadias périnéal-pseudo hermaphrodisme.
Procédé Nové Josserand.

C..., douze ans. Le malade, considéré jusqu'alors comme fille, était entré quelques jours auparavant à l'Antiquaille pour attaques d'épilepsie. Son sexe véritable reconnu, on l'envoie à la Charité.

La région génitale est recouverte de poils abondants qui masquent presque complètement les organes génitaux. La verge a le volume du petit doigt et une longueur d'environ 4 centimètres. Elle est incurvée en bas, maintenue par une espèce de repli muqueux qui occupe sa face inférieure. Le gland bien conformé, est recouvert par un prépuce qui figure assez bien un capuchon clitoridien. Les bourses sont séparées, figurant deux grandes lèvres dans lesquelles on ne trouve pas trace de testicules, qui ne se rencontrent pas davantage au niveau de la région inguinale. Entre ces grandes lèvres existe une sorte d'infundibulum, au fond duquel s'ouvre l'urètre.

28 avril 1899. — La verge est libérée et redressée par une incision transversale répondant à sa partie moyenne. Il est nécessaire d'ouvrir en deux endroits l'enveloppe fibreuse des corps caverneux, pour obtenir un redressement complet.

10 juin 1899. — Réfection du canal pénien.

Incision transversale au-devant du méat anormal, une sonde décolle la peau de la face inférieure de la verge jusqu'à la base du gland qui est perforée. Les faibles dimensions de celui-ci ne permettent pas de faire un canal complètement intra-balanique. On prolonge le tunnel par un sillon profond qui correspondra à l'extrémité de l'urètre. On place dans ce canal une greffe autoplastique fixée avec une sonde, la sonde est retirée au bout de huit jours.

La greffe a pris et on commence à dilater le nouveau canal par des cathétérismes réguliers. Ceux-ci sont très pénibles, douloureux ; cependant, le nouveau canal persiste sans tendance à la rétraction.

5 septembre 1899. — Fermeture de la fistule périnéale par le procédé habituel. Les sutures sectionnent les tissus et il se rétablit une fistule par où passe la totalité des urines.

Le malade très indocile quitte l'hôpital sans vouloir se prêter à une nouvelle tentative. On ne l'a pas revu depuis.

OBSERVATION V

(Inédite, due à l'obligeance de M. Nové-Josserand.)

Hypospadias péno-scrotal. — Procédé de M. Nové-Josserand.

B..., cinq ans et demi. Le méat anormal se trouve au niveau de l'angle péno-scrotal.

La verge bien développée est incurvée en bas et maintenue par une palmure assez prononcée. Les bourses sont séparées, mais les testicules descendus des deux côtés.

28 avril 1899. — Libération de la verge par une incision transversale sur la partie moyenne. Il a été nécessaire d'inciser l'enveloppe fibreuse des corps caverneux.

10 juin 1899. — On refait le canal par le procédé ordinaire au moyen d'une greffe prise sur la cuisse. Les suites ne présentent rien de particulier. La sonde est retirée au bout de huit jours et on soumet le malade à un cathétérisme régulier.

9 septembre 1899. — On ferme la fistule perinéale en faisant autour d'elle une incision circulaire dont les bords internes disséqués sont rabattus au-devant du canal et suturés par des points intra-dermiques. On fait par-dessus un nouveau plan de sutures interstitielles au catgut et, enfin, une suture superficielle au fil métallique.

Les jours suivants, on constate un peu de désunion dans la partie antérieure de la plaie, mais cette fistule reste petite.

30 octobre. — Le nouveau canal s'est rétréci sur une longueur de 2 à 3 millimètres au niveau de la base du gland. On le rétablit à ce niveau en faisant une incision dorsale au bistouri comme dans une urétrotomie interne et on recouvre cette plaie d'une nouvelle greffe fixée sur une sonde. L'enfant quitte le service peu de jours après.

12 février 1903. — Trois ans et demi après on revoit le malade. Le nouveau méat s'ouvre largement à la partie inférieure du gland. Il est limité sur trois de ses faces par du tissu glandulaire, mais celui-ci manque sur sa face inférieure. Il est tapissé par une muqueuse un peu grisâtre, mais qui ne se différencie pas sensiblement de celle d'un urètre normal.

Il persiste à la face inférieure de la verge une fistulette qui a la grosseur d'une tête d'épingle. La miction se fait bien par le nouveau méat, le jet d'urine est droit, va jusqu'à 1 mètre environ, assez gros.

La fistule pénienne laisse sourdre au moment de la miction l'urine goutte à goutte mais non en jet. — (Voir la photographie, pl. I).

OBSERVATION VI

(Malade présenté à la Société de Chirurgie de Lyon, séance du 8 janvier 1903.)

Hypospadias périnéal. — Procédé Nové-Josserand.

C..., six ans. Cet enfant présentait un hypospadias complet. Le méat anormal représenté par deux orifices étroits séparés par un pont de muqueuse, se trouvait en arrière des bourses, à la partie antérieure du périnée. Au-devant de lui se trouvait une gouttière muqueuse qui se prolongeait en avant jusqu'à la base du gland, et constituait une sorte de frein, retenant la verge et le gland fortement incurvés en bas. Ceux-ci avaient un développement à peu près normal ; le prépuce long et large, non fermé par dessous, pendait au-devant du gland comme un capuchon clitoridien. Enfin les bourses entièrement séparées présentaient deux testicules d'apparence normale.

22 mai 1902. — Libération et redressement de la verge. Incision transversale au milieu du repli muqueux servant de frein. Pour obtenir un redressement complet, on est obligé d'intéresser l'enveloppe fibreuse des corps caverneux : il en résulte un suintement sanguin assez abondant qui oblige à laisser un petit drain dans la plaie. Suture longitudinale au fil métallique.

17 juin. — Reconstitution de l'urètre antérieur par la méthode autoplastique.

En avant du méat anormal, on fait une petite boutonnière transversale, longue de 2 centimètres. Un instrument mousse introduit dans la plaie décolle la peau et fait dans le tissu cellulaire sous-cutané un tunnel qui se dirige vers le gland et perfore les téguments immédiatement à la base de celui-ci.

Au cours de ce décollement, la cicatrice résultant de l'incision de libération de la verge cède dans sa partie antérieure et sur une longueur de 2 centimètres environ, le tunnel sous-cutané est ouvert sur sa face inférieure. On la ferme par quelques points de suture.

Une greffe autoplastique d'Ollier est taillée sur la face antérieure de la cuisse, longue d'environ 7 centimètres, large de 4. Elle est enroulée sur une sonde n° 10, face cutanée en dedans, face cruentée en dehors et fixée par quelques ligatures au catgut. La sonde ainsi chargée de sa greffe est introduite dans le canal sous-cutané et fixée par un point de suture au gland. Sonde à demeure dans l'urètre postérieur.

25 juin. — La sonde est retirée. La greffe a pris et le nouveau canal est reconstitué. Mais les sutures faites pour fermer la partie antérieure n'ont pas tenu, et il y a une perte de substance de 2 centimètres sur la face inférieure du nouveau canal à sa partie antérieure.

Le nouveau canal est soumis à un cathétérisme régulier.

12 septembre. — Pour fermer la partie antérieure du canal, on pratique l'opération suivante : on dissèque de chaque côté un volet de peau qui est rabattu face cutanée en dedans ; on les suture l'un à l'autre au catgut, et ainsi le canal se trouve complété. Puis après avoir fait une incision transversale dans la base du prépuce, on fait basculer ce dernier sur la face inférieure de la verge, comme une jugulaire sous le menton, et on l'étale pour recouvrir la face cruentée des volets latéraux précédemment décrits. Il est fixé par des points de suture en U.

17 septembre. — L'autoplastie a tenu, et le canal est fermé. Il reste au niveau des bords deux petits trajets fistuleux qui ne semblent pas communiquer directement avec le canal.

29 septembre. — Fermeture de la fistule périnéale : deux lambeaux latéraux sont disséqués, rabattus, face cutanée en dedans sur une sonde à demeure préalablement introduite dans le canal, et suturés à la Lembert avec du catgut fin. On recouvre cette couche par les plans fibreux du périnée ramenés au contact par des fils interstitiels, comme dans une périnéorraphie, puis suture de la peau.

4 octobre. — Légère désunion de la plaie à l'union de son tiers inférieur avec ses deux tiers supérieurs; il se constitue à ce niveau une fistule longue de un demi-centimètre.

29 octobre. — L'enfant qui était parti chez lui, et dont les cathétérismes avaient été négligés, revient parce que ce cathétérisme est impossible. On se rend compte que le canal autoplastique est resté parfaitement perméable, mais qu'il s'est fait une petite oblitération cicatricielle à l'union de ce canal et de la partie reconstituée par le basculement du prépuce.

29 décembre. — On ferme la fistule périnéale suivant le même procédé que celui employé dans le temps précédent.

14 janvier 1903. — La fermeture du canal est complète; il ne persiste dans la région périnéale qu'un ou deux petits pertuis des dimensions d'une pointe d'aiguille et par où sourd parfois une gouttelette d'urine. La miction se fait bien, le jet est large, mais pas très fort en raison du fort élargissement que présente le canal dans sa partie antérieure recouverte par le prépuce.

La verge ne présente pas de tendance à s'incurver, et, sauf la largeur de la partie antérieure du canal, les petites irrégularités que laisse encore persister l'abaissement du prépuce, et l'absence d'un anneau érectile autour de la partie antérieure de l'urètre, l'état de ce malade est à peu près normal.

Notre ami le Dr Arsac, a bien voulu nous donner quelques renseignements sur l'état actuel du malade. En février 1903, l'état est toujours le même, la petite fistule persiste.

En avril, à la suite de quelques séances de cathétérisme pratiquées sur le conseil de M. Nové-Josserand, mais malheureusement trop espacées elle tend à diminuer.

OBSERVATION VII (M. Tuffier).

(*in* thèse Chouet, Paris 1899).

Ep., vingt et un ans, Hypospadias péno-scrotal. Le pénis et le gland sont bien conformés quoique d'un volume plus petit qu'à l'état normal. Une légère fossette existe sur le sommet du gland à l'endroit où devrait se trouver le méat. L'urètre s'ouvre dans l'angle péno-scrotal, il n'y a pas d'incurvation de la verge; les testicules sont bien constitués.

Opération le 8 août 1898. — Anesthésie par l'éther. Asepsie de la région. La verge est tendue au moyen de deux petites pinces à griffes fixées de chaque côté du gland, un bistouri très long et très étroit mesurant 1 centimètre de largeur est enfoncé en plein milieu du gland, au centre de la fossette qui représente la trace du méat et parallèlement à l'axe longitudinal de la verge se dirigeant vers l'orifice hyspopadien. Je fais sortir sa pointe immédiatement au niveau du méat scrotal, je crée ainsi un long tunnel suivant à peu près la cloison des corps caverneux. Son orifice d'entrée est au milieu du gland, son orifice de sortie est à l'angle péno-scrotal dans l'orifice hypospadien. Son trajet est au-dessous de l'axe de la verge. Le bistouri retiré, l'écoulement sanguin est arrêtée par simple pression du pénis dans les doigts d'un aide. Je taille à la face interne glabre du bras gauche un lambeau dermo-épidermique de 9 à 10 centimètres de long et de 2 à 2 centimètres et demi de large, ce lambeau est étalé sur une bougie n° 18 de telle sorte que son épiderme réponde à la surface de la bougie très légèrement et aseptiquement huilée en cette seule région où est étalé l'épiderme, sa surface cruentée était en dehors.

Je fais avec un fin catgut n° o un surjet pour réunir en manchon les deux bords du lambeau, puis je lie avec un catgut n° o les deux extrémités du manchon épidermique sur la sonde. J'ai ainsi une bougie n° 18 munie en son milieu d'un manchon épidermique complet de 8 centimètres de long, bien fixé sur cette sonde. Pendant ce temps, l'hémorragie du tunnel pénien s'est arrêtée, mon aide abandonne la compression. J'introduis par l'orifice du tunnel au niveau du gland la bougie en question et elle sort au niveau de l'orifice scrotal; lorsque tout le tunnel pénien est en rapport avec toute la longueur du manchon épidermique, je laisse les choses en place, je coupe la partie de la bougie qui dépasse, puis je délie l'extrémité antérieure du manchon dont je suture le bord circulaire au méat au niveau de la plaie du gland, c'est-à-dire au bord de la fossette qui représentait la trace du méat.

Pansement aseptique et légèrement compressif. Sonde à demeure placée par l'orifice hypospadien et pénétrant dans la vessie. A la fin de l'opération, le malade a donc une bougie munie d'un manchon épidermique dans le tunnel qui vient d'être fait, une sonde dans l'ancien canal, sonde et bougie sortant par le périnée au niveau de l'orifice hypospadien.

Le pansement est changé après vingt-quatre heures. Au troisième jour la bougie est enlevée avec précaution, pour cela le fil qui tenait encore le manchon lié sur cette bougie du côté périnéal est coupé, la bougie est retirée par le méat facilement, puis un pansement aseptique et compressif est placé pendant trois nouveaux jours. La sonde à demeure est supprimée, le malade urine par l'orifice scrotal, le méat est bien net, il n'y a pas d'écoulement liquide par le canal et le malade urine toujours par le scrotum. La dilatation est poursuivie chaque jour jusqu'à ce que le n° 19 passe facilement, le cathétérisme n'est plus pratiqué qu'une fois par semaine et le canal laisse actuellement passer très facilement un n° 16.

La fermeture de l'ouverture hypospade nécessita deux interventions faites toutes deux par avivement et sutures, la première ayant échoué et après la seconde intervention il subsista une petite fistule à la place d'un point de suture qui guérit facilement par avivement.

Actuellement (15 mars 1899), le pénis et le gland n'offrent aucune trace de l'opération qui a été effectuée, le méat est bien constitué et nettement limité par deux lèvres qui, entr'ouvertes, laissent apercevoir la paroi du canal de couleur blanc rosé. La sonde introduite dans le canal ne donne à aucun moment la sensation de ressaut pouvant laisser supposer un rétrécissement. Le jet de l'urine est plein et puissant, le cathétérisme n'est pas douloureux ; les érections sont bien supportées. Le malade est des plus satisfaits des résultats de son opération.

M. Tuffier rapporte cette observation dans les *Annales des maladies des organes génito-urinaires*, en 1899, et il ajoute : « N'étaient les cicatrices péri-balaniques dues à nos tentatives antoplastiques, le résultat serait parfait. Mon malade est, en somme, muni d'un canal à épithélium pavimenteux, il a peut-être cet avantage d'être indifférent aux microbes pathogènes et surtout au gonocoque. »

Il a été revu depuis et présenté à la Société de Chirurgie de Paris le 14 mars 1900, le résultat primitif de l'opération est parfaitement maintenu. Le 12 mars 1902, à propos d'une communication de M. Walther sur le même sujet, M. Tuffier certifiait devant la même Assemblée que son malade, toujours satisfait de son urètre, ne présentait pas le moindre signe de rétrécissement.

OBSERVATION VIII

(Communiquée par M. Walther à la Société de Chirurgie de Paris, 12 mars 1902.

Hypospadias périnéo-scrotal. — Opération par le procédé de Nové-Josserand. — Résultats au bout de dix mois.

Le malade que je vous présente est un garçon de treize ans, qui était atteint d'hypospadias périnéo-scrotal. En 1898, j'ai dans un premier temps, fait le redressement de la verge en remettant à plus tard la réparation de l'urètre.

21 mai 1901. — Je fis un urètre antérieur par le procédé de Nové-Josserand. Par une petite incision, à 5 millimètres environ en avant de l'orifice périnéo-scrotal, une sonde cannelée fut enfoncée jusqu'au gland, décollant les téguments. Puis, un bistourié troit glissé dans ce décollement perfora le gland pour sortir au centre de son extrémité antérieure, au siège du méat normal.

Un lambeau cutané de dimension suffisante fut enlevé sur la cuisse droite, fixé par un surjet de catgut fin sur une bougie n° 14, puis la bougie introduite dans le canal creusé à travers la verge et le gland et aux deux extrémités, le bord du lambeau fixé par quelques point de catgut aux bords correspondants du canal d'avivement.

Une sonde à demeure fut placée dans le segment postérieur de l'urètre pour éviter toute souillure du pansement par l'urine.

La greffe prit bien, le canal cutané fut pendant quelque temps le siège d'une exfoliation épidermique assez intense.

Pendant quatre mois, les catéthérismes furent faits assez régulièrement pour s'assurer de l'état du canal. Il eut pendant longtemps tendance à se rétrécir, puis se calibra bien.

5 octobre. — Près de cinq mois après la création de l'urètre antérieur, je fis le dernier temps de la cure, la fermeture de l'orifice périnéal, l'abouchement de l'urètre postérieur et de l'urètre antérieur.

La fermeture de cette fistule fut faite par dissection de deux petits lambeaux latéraux profonds et réunis à de la peau pardessus ces lambeaux renversés sur une sonde à l'aide des tubes de Duplay et de fils d'argent maintenus par des tubes de Galli.

Un point de suture à la partie postérieure s'entoura d'une petite escarre. Il se forma là une fistulette qui se ferma spontanément au bout d'une quinzaine de jours.

Pour maintenir le calibre de l'urètre dans de bonnes conditions, on dut sectionner une bride au niveau de l'ancienne fistule périnéale. J'ai fait le mois dernier une urétrotomie et j'ai continué la dilatation. Aujourd'hui, on passe facilement une bougie n° 17 et l'urètre bien calibré ne semble avoir aucune tendance à se rétrécir.

Au point de vue de la forme de la verge, le résultat est très bon.

Le scrotum primitivement dédoublé est revenu au-dessous de la verge qui ne présente de cicatrice d'incision à peine visible qu'au niveau de l'ancien orifice hypospadien.

Le méat est bien situé, et on y voit nettement l'union de la peau qui forme l'urètre avec la muqueuse du gland.

En réponse à une question, M Walther ajoute que le lambeau a été pris sur la face antéro-interne de la cuisse où les poils sont réduits au minimum.

5° **Résultats.**

Le canal et ses fonctions. — La lecture des observations qui précèdent démontre tout d'abord c'est qu'il est possible de créer *à coup sûr* un nouveau canal pénien et même glandaire en avant de l'orifice hypospade. Avec le procédé de Duplay, hier encore, les échecs partiels étaient de règle et les échecs totaux n'étaient pas rares. Avec le procédé de Nové-Josserand, ce temps devient un des plus sûrs de l'intervention.

Sauf un cas rapporté par M. Segond où le lambeau cutané se sphacèla sans que nous en sachions la raison, sauf les premiers opérés de M. Nové-Josserand et de M. Rochet qui payèrent le tribut à une thérapeutique encore incertaine, aucun véritable échec n'a été constaté depuis. Walther et Tuffier ont réussi du premier coup. On pourrait objecter que les chirurgiens n'ont pas publié les cas malheureux. Mais, dans une statistique complète, dans les six cas de M. Nové-Josserand, à part l'exception signalée plus haut, le résultat a été atteint. Aucun procédé à lambeaux n'a certainement à son actif une pareille proportion de succès.

Pour juger mieux encore des résultats obtenus, nous pouvons nous appuyer sur des observations déjà anciennes.

Quatre ans après l'intervention, le malade de M. Tuffier continue à être satisfait de son urètre qui ne présente aucun signe de rétrécissement. La miction est facile, l'érection et l'éjaculation normales.

Le jet est plein, puissant, rectiligne.

Il n'en saurait être autrement d'ailleurs avec un urètre assoupli par le cathétérisme et muni d'un embout érectile. M. Walther rapporte un résultat analogue.

Un, deux, trois, quatre ans après, les petits opérés de M. Nové-Josserand conservent un canal parfaitement perméable à l'urine que la fistule ne laisse pas écouler.

Si, au cours du traitement, on constate une tendance au rétrécissement, c'est en un point où la greffe aura été écorchée, ou bien aux extrémités du canal, siège d'opérations ultérieures pour la cure de la fistule ou son prolongement en avant.

Notons cependant, qu'en règle générale, le cathéter éprouve un léger ressaut quand il franchit le seuil de l'ancien canal à son point d'abouchement avec le nouveau.

Toutes les fois où le canal glandaire a été désiré, on l'a obtenu.

Si dans l'observation II, il est maintenant réduit à de minimes proportions, c'est à la suite de différentes séances d'avivement pour la fermeture de la fistule de raccord. En prévision de ces pertes de substance nécessaires, constatons donc l'indication de n'employer ce mode de réfection urétrale que dans les cas où le segment à créer doit posséder une certaine longueur. Par contre, son étendue maxima n'est pas limitée ; elle peut se prêter aux cas les plus accentués de l'infirmité : nous voulons parler des hypospadias périnéaux.

Quant aux deux fonctions de l'urètre, elles s'accomplissent généralement bien, la miction est bonne et l'éjaculation, quand elle a été observée, ne présente rien d'anormal.

La greffe devient rapidement assez élastique pour se laisser distendre pendant l'érection, d'autant plus que, chez les hypospades dont les cellules des corps caverneux sont petites et leur enveloppe, fibreuse, le volume du pénis n'atteint jamais des proportions considérables.

6° Avantages et inconvénients.

Chouet a analysé et réfuté fort habilement les critiques infligées au procédé.

La *prise des greffes* a d'abord été mise en doute. Elle tombe maintenant sans discussion à la lecture des observations, quand on élimine les échecs inséparables de la période de tâtonnement.

Le transplant vit très bien, les tiraillements provoqués par les érections chez les malades adultes n'ont pas gêné son adhérence.

La *rétraction* n'est pas non plus à redouter. Dans les premiers temps, il y a un certain degré de rétraction physiologique de la greffe, inévitable, qui s'arrête au bout d'un mois environ. Il suffit de la prévoir en faisant d'emblée un canal plus grand (2 ou 3 numéros filière Charrière) que celui qu'on veut obtenir.

Quant aux rétrécissements cicatriciels, plus graves, liés à des cathéterismes trop prompts et trop énergiques, nous connaissons par là, la manière de les éviter.

La *présence de poils follets* développés à l'intérieur du canal, sur la greffe et pouvant devenir le siège de concrétions urineuses est aussi à considérer. On peut espérer qu'après une poussée vigoureuse au début, les transformations histologiques du lambeau inclus supprimeraient cet inconvénient. Dans tous les cas, il ne semble pas difficile de trouver une surface à peu près glabre de quelques centimètres carrés à la surface des téguments et de compléter l'épilation à l'aide de l'électro-puncture.

L'*inutilisation du corps spongieux* ou de ses vestiges a été invoquée contre le procédé de M. Nové-Josserand.

On négligerait ainsi l'utilisation de ces deux bandes de tissu érectile qui souvent, chez les hypospades péniens et scrotaux, bordent à droite et à gauche le sillon médian représentant la paroi supérieure de l'urètre.

C'est là une critique à laquelle il est aisé, nous semble-t-il, de répondre dit Chouet. Au lieu de faire le canal dans la gouttière préexistante, on le fait au-dessus de cette gouttière, on refoule par celà même la paroi supérieure, on retourne par suite l'∩ en U et, dès lors, ce qui préexistait de l'urètre ne sert pas à former le plafond, mais le plancher du nouveau canal.

Le seul inconvénient véritable à la méthode nous semble bien plutôt résider dans la *nécessité d'une fistule postérieure*, c'est à elle que seront imputables tous les retards, toutes les lenteurs dans la recherche du succès définitif.

Aussi compterons-nous maintenant, parmi les avantages les plus certains du procédé de M. Nové-Josserand, la *suppression d'une fistule pénienne antérieure* au point de raccord des urètres pénien et glandaire, tels que les faisait Duplay et d'une cure plus désespérante encore que la précédente.

Il possède en outre les *avantages généraux de tous les procédés de tunnellisation*, en ce sens, qu'il n'emploie ni lambeaux, ni sutures. « En supprimant les lambeaux soumis au sphacèle, les sutures qui se désunissent et dont les fils coupent, on évite presque à coup sûr toutes les causes d'insuccès. » (Nové-Josserand). On évite ces *petites fistules accidentelles* qui, dans les cas les plus favorables, marquent souvent les points et viennent ajouter une nouvelle source de désespoir à celui déjà suffisant provoqué par les fistules nécessaires.

Que l'on veuille bien tenir compte aussi de la rapidité de l'exécution au moment de l'intervention, d'abord, de la diminution du nombre des séances opératoires, ensuite. D'emblée, on obtient un canal s'ouvrant en situation normale, entouré d'une couronne non interrompue de tissu érectile à son extrémité, revêtu d'une pseudo-muqueuse. C'est là encore une supériorité évidente sur le procédé de Duplay, dont le canal balanique était tout disposé à se rétrécir, à s'ouvrir parfois sur la ligne médiane après un certain temps de fonctionnement normal.

Ajoutons enfin qu'en cas d'échec, la tentative est indéfiniment renouvelable chez le même sujet « puisqu'elle a l'avantage de ne laisser après elle aucune cicatrice cutanée capable de gêner une tentative ultérieure; au contraire, avec le greffe on a toujours en abondance et de bonne qualité, l'étoffe nécessaire pour recommencer l'opération. »

7e Indications.

Donc, grâce à la facilité et à la rapidité de l'exécution, grâce surtout à la sûreté et à l'excellence du résultat, l'opération de M. Nové-Josserand marque, d'après Tuffier, un réel progrès sur les opérations connues. On peut maintenant créer, à coup sûr, en une seule intervention un canal pénien et même glandaire. Le seul obstacle opposé à la guérison définitive réside dans la seule difficulté d'obturer la fistule postérieure. Mais nous savons que cette fistule elle-même sera d'autant plus facilement curable, qu'elle siègera plus loin, à la région périnéale où les tissus sont plus épais, moins mobiles et assez abondants pour faire les frais d'interventions successives. Nous avons appris, d'autre part, que s'il y avait quelques inconvénients à faire un canal court, nous n'en trouvions aucun à le faire très long.

Du rapprochement de ces deux ordres de faits

résulte cette conclusion logique, que la méthode de M. Nové-Josserand est le *traitement de choix des hypospadias périnéaux*, c'est-à-dire dans les formes les plus sévères de l'affection, dans celles où le souci de la fistule sera relativement de moindre importance.

Nous allons maintenant étudier d'autres méthodes difficilement applicables, d'ailleurs, dans des cas graves, mais qui, en revanche, réservées aux degrés moins accentués de la difformité, se proposent de supprimer d'emblée toute fistule.

III. PROCÉDÉ DE NOVÉ-JOSSERAND - ROCHET

1° Historique. — 2° Manuel et suites opératoires. — 3° Observations. — 4° Résultats ; Discussions. — 5° Juridictions. Indications.

1° Historique.

Le procédé Nové-Josserand - Rochet, qui doit son nom à sa double origine, est selon l'expression de Trillat « un amalgame de l'ancien procédé à lambeau scrotal et de celui de M. Nové-Josserand ».

Il utilise l'excellente ressource de la tunnellisation, mais en remplaçant la fragile greffe dermo-épidermique par un solide lambeau cutané qui permet de créer du même coup un canal de toute longueur et de supprimer — théoriquement du moins — la fistule postérieure.

M. Rochet, mécontent des résultats de son premier procédé à lambeau scrotal qui laissait au-dessous de la verge une poche flasque d'où l'urine s'écoulait en bavant après la miction, appliqua sans succès sur un de ses malades celui de M. Nové-Josserand. Les cathétérismes commencés et abandonnés trop tôt eurent pour conséquence la disparition de la greffe. Sur le même sujet, M. Rochet eut alors l'idée de combiner les deux méthodes.

Cette observation et ses commentaires furent de la

part de son auteur, l'objet d'une communication à la Société de Chirurgie de Lyon, le 25 mai 1899 et d'un article dans la *Gazette hebdomadaire de médecine et de chirurgie*, le 16 juillet de la même année. Son élève Trillat a communiqué trois nouvelles observations dans les *Archives provinciales de chirurgie*.

Nous en devons deux autres inédites, à l'obligeance de M. Rochet, et une à celle de M. Nové-Josserand.

Sur ces sept observations, aucune ne donne une idée exacte et complète de la méthode, telle que fort de son expérience, désirerait maintenant l'appliquer M. Rochet dans un cas typique d'hypospadias péno-scrotal.

Dans les premières opérations, en effet, on ne pratiqua pas la tunnellisation du gland, effectuée depuis, mais dans des cas d'hypospadias pénien — dont l'un acquis très atypique — où l'extension de la méthode ne paraît pas aussi favorable à la fermeture immédiate de la fistule.

C'est donc en juxtaposant la technique de différentes interventions que nous allons exposer le manuel opératoire de la méthode tel que le conçoit M. Rochet.

2° Manuel et suites opératoires.

La verge préalablement redressée s'il y a lieu, le chirurgien doit conduire son opération de la manière suivante. (fig. 3)

Premier temps : Tunnellisation de la verge.—Depuis le méat hypospade jusqu'à l'extrémité du gland. Ce temps est en tous point, identique à celui de l'opération de M. Nové-Josserand. Il donne lieu aux mêmes considérations. Une boutonnière transversale est faite en avant de l'orifice anormal. Un ténotome boutonné décolle la peau jusqu'à la base du gland dont un bistouri opère la percée.

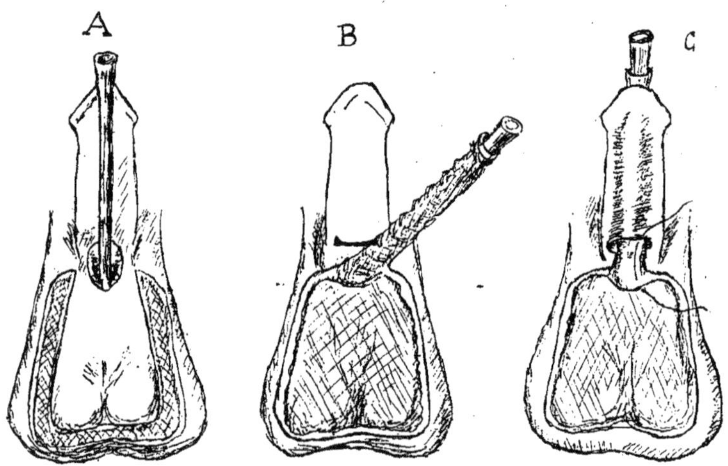

Fig. 3. — Procédé de Nové-Josserand — Rochet.

Dans un cas (obs. IV) où faute de peau, le canal fut creusé, tout le long de son parcours, en plein tissu érectil, le résultat ne fut pas moins excellent.

M. Rochet insiste maintenant sur la nécessité de commencer l'opération par ce temps-là, afin de laisser l'hémostase s'effectuer pendant la préparation du lambeau.

M. Ruotte, repétiteur à l'École du service de Santé militaire, à qui nous devons une observation de la méthode, fort gêné dans son cas par l'hémorragie et l'hématome consécutif à qui il attribue une part de l'insuccès partiel qu'il eut à regretter, ne serait pas éloigné de l'idée de pratiquer la veille, ce temps de tunnellisation.

Chez un hypospade pénien et dans la crainte d'être gêné par le sang pour la dissection si délicate du lambeau, M. Nové-Josserand préféra commencer par cette dissection.

Deuxième temps : Taille de la greffe cutanée totale; Confection du canal.— On dissèque sur le scrotum, immédiatement au-dessous de l'orifice hypospadien un lambeau rectangulaire de dimension verticale sensiblement supérieur à la longueur du pénis, gland compris, et d'une largeur suffisante pour pouvoir être facilement enroulé autour d'une sonde n° 16 à 18, de la filière Charrière. Le lambeau a son extrémité libre en bas, sa base adhérente au-dessous de l'orifice urétral peno-scrotal et doit être disséqué de façon à pouvoir être relevé le long de la face inférieure du pénis.

Pour un hypospadias pénien le lambeau, cela va de soi, est pris sur la verge; pour un hypospadias périnéal, il gagnerait vers le périnée empruntant un peu à chaque bourse pour ses bords latéraux, le scrotum étant ici, divisé.

Une sonde qui va servir de moule et de drain vésical est alors introduite jusque dans la vessie par l'ouverture hypospadienne.

Le lambeau est rabattu sur elle, de façon à l'envelopper complètement et à s'enrouler autour d'elle, face cruentée en dehors, face cutanée contre la sonde elle-même. Ses deux bords latéraux sont unis par des sutures à points séparés non perforants au catgut où à la soie fine.

Troisième temps. — Il faut maintenant mettre en place, à l'intérieur du tunnel, la sonde revêtue de son lambeau scrotal et représentant avec lui le moule du futur canal.

Ce temps est facilité si l'on a eu soin de placer à l'extrémité libre de la greffe tubulaire, deux fils de soie qui serviront à l'attirer, lorsque la sonde frayant la voie, privée de son pavillon pour en diminuer le calibre aura été introduite d'arrière en avant dans le tunnel pénien.

A ce moment, les surfaces avivées du décollement intra-pénien et du lambeau scrotal se trouvent donc en contact intime l'une avec l'autre, et parfaitement coaptées sur toute leur étendue; circonstance très favorable à la reprise du lambeau destiné à continuer l'urètre.

Quelques points de suture unissent les lèvres de la boutonnière pénienne au tube cutané vers son extrémité postérieure, tandis que son extrémité antérieure est assujettie aux lèvres du nouveau méat.

Le méat hypospade s'ouvre ainsi maintenant dans un canal qui commence il est vrai en gouttière puisque, au niveau de la charnière scrotale, sa paroi inférieure existe seule, mais sur une très petite étendue que complèteront en manière de toit les tissus de la verge.

Aux extrémités de la ligne de rabattement existent aussi deux petites oreilles, laissant deux fistulettes latérales donnant accès dans le canal. M. Rochet les considère comme une soupape de sûreté qui ne paraît cependant pas indispensable avec une sonde fonctionnant bien.

D'ailleurs, dans un cas avec lambeau pénien et drainage vésical préalable, M. Nové-Josserand a facilement fait disparaître ces oreilles en quelques coups de bistouri, libérant les angles à la base du lambeau.

Les bords de la perte de substance scrotale sont rapprochés par une série de sutures transversales, sous lesquelles on passe un petit drain pour éviter l'infiltration d'urine.

La sonde est fixée à demeure et enlevée au bout de six jours.

Les suites et les précautions post-opératoires sont, surtout au point de vue des cathétérismes, les mêmes que dans le procédé de M. Nové-Josserand; nous n'avons pas à y revenir.

3° Observations.

OBSERVATION I (résumée).

(In *Gazette hebdomadaire de médecine et de chirurgie*, 16 juillet 1899).

X...Le scrotum était nettement bifide et la fente dessinée sur sa face antérieure s'enfonçait jusqu'à l'orifice hypospade.

Le malade est opéré selon les principes énoncés plus haut sans tunnellisation du gland.

Le lambeau s'étendit jusqu'au périnée.

Suites opératoires simples. La sonde à demeure est enlevée au sixième jour. Dès ce moment le petit malade émet seul, par la verge, la presque totalité de son urine.

Pendant quelque temps, du côté droit seulement, l'urine sort par une fistule qui se rétrécit progressivement et s'oblitère complétement toute seule au bout d'un mois environ.

Il se produisit aussi une légère suppuration (due probablement à la fuite de l'urine de ce côté) sous la suture scrotale que l'on dut faire sauter dans la partie supérieure. Les tissus se réunissent par seconde intention. On pansa le malade tous les jours pendant une semaine pour surveiller l'infiltration urinaire ou purulente possible du côté du périnée.

Les choses se passèrent très simplement après la désunion partielle du scrotum, et, un mois après l'intervention, la guérison peut être considérée comme complète.

Depuis lors, le malade continue à bien aller, il urine facilement et largement avec un jet vigoureux.

On entretient le nouveau canal par des cathétérismes pratiqués tous les trois ou quatre jours, sans aller jusqu'à la vessie où la sonde ne pénètre d'ailleurs pas aisément.

Cinq mois après l'intervention, le résultat persiste sans menace de rétrécissement. On commence à espacer les cathétérismes sans que la fonction du nouvel urètre paraisse en souffrir.

Nous avons revu le malade en février 1903 ; les bourses ont un aspect ordinaire et ne portent que les vestiges d'une cicatrice linéaire et médiane.

La verge est d'apparence normale. Sa face inférieure mesure 3 centimètres.

Une fistulette siège toujours à droite.

Le méat s'ouvre à la base du gland ; joli canal sans tendance à la rétraction. La face inférieure du gland présente une rainure bien formée.

Le malade urine bien, loin de lui ; quelques gouttes seulement s'écoulent par la fistule. (Voir la photographie. pl. III.)

OBSERVATION II

(Inédite, due à l'obligeance de M. Rochet.)

Y..., sept ans, originaire de l'Algérie.

Hypospadias péno-scrotal. Pas d'intervention antérieure.

Opération par le procédé mixte Nové-Josserand - Rochet à la fin de 1899.

La tunnellisation ne porte que pour la loge cellulaire sous-cutanée sans intéresser les corps caverneux. Le lambeau scrotal long de 5 centimètres fut pris sur la partie médiane du scrotum audessous de l'orifice hypospade. On ne pratiqua pas non plus la tunnellisation intra-glandaire. Le nouveau canal s'arrête, par conséquent, au-dessous de la base du gland.

Avant la tunnellisation, on a eu soin de pratiquer le redressement du pénis légèrement incurvé du côté du scrotum et la section d'une petite palme qui le maintenait dans cet état d'incurvation.

Les suites opératoires furent très bonnes et le lambeau se maintint bien vivant dans le tunnel. Nulle part il n'y eut de sphacèle. On avait laissé pendant quelques jours, une sonde à demeure n° 13.

Deux mois après l'opération, le résultat était très bon ; l'enfant urine à plein jet par le nouveau canal. Il reste encore cependant une petite fistule à la base du lambeau retroussé et de chaque côté de lui.

Petite opération complémentaire pour aviver et suturer les bords de ces fistulettes avec mise à demeure à nouveau d'une petite sonde pendant quelques jours. Le malade partit bientôt.

On le revoit en 1902, trois ans après l'opération. L'état local est excellent. Une fistulette latérale a subsisté pendant quelque temps. Elle s'est fermée spontanément.

La miction se fait très large, très facile par le nouveau canal. La verge a atteint un développement normal.

OBSERVATION III

(In *Archives provinciales de chirurgie*, 1902.)

En février 1900, application du procédé sur un petit malade de huit ans, atteint d'hypospadias péno-scrotal et traité sans succès par d'autres procédés d'autoplastie. Tunnellisation de la face inférieure du pénis, assez laborieuse en raison des cicatrices déterminées par l'opération antérieure.

On parvient néanmoins à soulever un pont cutané cicatriciel et aminci en certains points, sous lequel on fait glisser la sonde introduite par l'orifice scrotal et recouvert par son lambeau scrotal enroulé.

La prise du lambeau sous le pont se fit complètement et l'urine sortit largement par le nouveau canal, en même temps que par deux petites fistulettes situées comme d'habitude de chaque côté de la base du lambeau retroussé.

Six mois après, nouvelle intervention pour boucher une petite fistulette latérale et prolonger l'extrémité antérieure du canal arrêté à la base du gland, dans l'épaisseur de celui-ci tunnellisé à sa face inférieure.

En février 1902, les fistules latérales sont bouchées, sauf l'une d'elles qui donne encore très peu d'urine de temps en temps. Le canal glandaire est refait, lui aussi, mais avec un assez fort enfoncement du méat dans la profondeur du gland.

OBSERVATION IV

Hypospadias péno-scrotal acquis.

Homme de quarante-six ans, teinturier, entre à l'Antiquaille dans le service du professeur Gailleton le 18 septembre 1901, pour se faire retirer un anneau en fer de petit diamètre qu'il avait mis autour de la verge trois jours auparavant, sans qu'il lui fût possible de l'en sortir. Immédiatement après l'introduction, il s'était produit une érection continue, qui avait peu à peu fait glisser l'anneau jusqu'à la base de la verge. Depuis, le malade ressentit des souffrances très vives et la miction devint impossible.

A son entrée, la verge est en érection, avec un œdème considérable; la peau du fourreau est violacée, avec quelques phlyctènes. On pratique de suite la section de l'anneau, qui fut suivie d'un soulagement considérable, avec miction spontanée, sans sondage.

Quelques jours après, la peau commença à se sphacéler par lambeaux et il se forma une fistule au point de séjour de l'anneau; cette fistule s'agrandit peu à peu et bientôt une grande partie de l'urètre pénien se sphacéla, supprimant tout passage de l'urine par le méat.

Ce sphacèle s'étendit au reste du fourreau, qui s'élimina bientôt tout entier, laissant les corps caverneux et spongieux à nu, et cela dans l'espace de quinze jours.

Pas de symptômes généraux cependant; la miction se fait bien.

Pendant cette période et dans la suite le malade est traité par des bains locaux d'eau oxygénée qui produisent un bourgeonnement rapide des tissus.

4 novembre. — Il passe dans le service de M. Rochet où M. le professeur Gailleton veut bien l'envoyer. On constate l'état suivant : toute la verge est couverte de bourgeons granuleux, d'assez bonne allure, rouges. Au niveau de sa base elle est enserrée dans un tissu cicatriciel qui se continue avec la peau de la paroi abdominale et du scrotum.

Ces tissus rouges sont interrompus, au niveau de la base du gland, par une bande de tissu déjà cicatrisé qui remonte en arrière jusqu'au méat et suit le trajet de l'ancienne rainure balano préputiale.

L'examen plus approfondi de la face inférieure de l'organe montre l'urètre interrompu en totalité sur une hauteur de 6 centimètres.

La perte de substance comprend toute la circonférence de l'urètre, y compris le corps spongieux.

On trouve facilement les deux orifices qui, en avant et en arrière, permettent de passer dans les deux segments du canal urétral, segments complètement séparés l'un de l'autre par un espace de 6 centimètres.

L'orifice postérieur, épais et béant grâce au tissu cicatriciel qui le forme, livre facilement passage à une sonde n° 18 que l'on peut faire pénétrer sans peine dans la vessie.

L'orifice antérieur, à parois plus minces, laisse passer une sonde n° 15, qui ressort par le méat après avoir parcouru 1 cm. 50 environ du canal glandaire conservé.

L'urine s'échappe en entier par la fistule postérieure ; elle est claire et la vessie ne paraît pas infectée.

L'opération est faite le 8 novembre. Anesthésie à l'éther.

1er temps. — Au niveau de chaque orifice antérieur et postérieur, on pratique une boutonnière à l'intérieur même des corps caverneux, dans lesquels on fait une tunnellisation, réunissant ces deux boutonnières par le moyen d'un bistouri boutonné ; légère hémorragie, arrêtée par un tampon à la gaze iodoformée.

2e temps. — Dissection d'un lambeau scrotal, à large base, d'une longueur un peu inférieure à la partie manquante de l'urètre ; ce lambeau est fixé autour d'une sonde noire en gomme du calibre n° 15 de la filière Charrière et introduite dans la vessie.

3e temps. — On fait passer sous le décollement ainsi produit la sonde revêtue de son lambeau et on fixe l'extrémité supérieure du nouveau canal cutané au pourtour de l'orifice de la fistule antérieure ; la sonde ressort par le méat *(fig. 2)*. Le canal urétral est ainsi refait dans son entier.

Pansement peu compressif, suspensoir. La sonde laissée à demeure est enlevée. Le lambeau est plein de vitalité ; le pont de tissu caverneux s'est très légèrement sphacélé à la surface seulement Le raccord supérieur n'a pas tenu.

Les jours qui suivent, on fait un pansement quotidien ; il s'est produit une fistule à la partie droite de la racine de la verge ; l'urine y passe en assez grande abondance ; le reste, à peu près la moitié, s'écoule par le canal cutané ; rien ne passe par le méat.

16 novembre. — On passe les sondes Béniqué n°s 16, 17 et 18 ; le canal en entier est bien calibré ; on ne sent aucune résistance au passage de la sonde.

Le malade demande à partir ; il promet de revenir pour se faire compléter son opération et se faire aboucher l'extrémité antérieure de son nouveau canal au canal glandaire qui avait persisté.

21 décembre. — Il revient dans le service ; la fistule de la base du lambeau a légèrement diminué ; il demande une nouvelle intervention pour lui permettre d'uriner par le méat après abouchement du néo-canal au canal balanique.

3 janvier 1902. — Seconde opération. On raccorde par quelques sutures à la soie le bout antérieur du nouveau canal cutané avec le canal balanique.

De plus, dans la même séance, on libère la verge de la cicatrice qui l'enserre à sa base, et on complète l'intervention par une autoplastie des points non encore épidermisés, au moyen de lambeaux pris sur le scrotum et sur la partie inférieure de l'abdomen.

10 janvier. — Pansement. Le raccord a parfaitement pris ; le canal urétral est refait en entier depuis la racine de la verge jusqu'au méat balanique.

2 février. — On essaye le cathétérisme du canal au moyen d'un conducteur ; le bout inférieur, au niveau de la base du lambeau scrotal retroussé, est difficile à trouver. On parvient néanmoins à passer une bougie conductrice sur laquelle on visse des bougies volumineuses (18 et 20), qui passent alors sans difficulté.

11 février. — Nouvelle dilatation ; cette fois, aucune peine pour trouver le bout postérieur, le canal est resté calibré.

22 février. — Le malade demande à partir ; il urine bien par le méat ; un peu d'urine, le quart environ de la quantité émise passe par la fistule.

Il se plaint seulement de mouiller légèrement sa chemise et ses draps; ceci semble dû à ce fait que le nouveau canal, dépourvu de fibres musculaires contractiles, forme une légère poche dans laquelle s'accumule un peu d'urine après la miction. Ce léger inconvenient disparaît, du reste, dans les quelques jours qui précèdent son départ, au moyen de la simple manœuvre consistant à presser sur la paroi inférieure de la verge après chaque miction.

Mars 1903. — La fistule a encore diminué de calibre ; le résultat esthétique général est extraordinaire. Le canal n'a aucune tendance à la rétraction et il fonctionne parfaitement à tous les points de vue. Notre ami Rivière, interne du service, a bien voulu nous communiquer l'excellente photographie que nous avons fait reproduire (pl. IV). Le canal urétral était détruit de *a* en *b*. Méat normal.

OBSERVATION V

B..., vingt-cinq ans, cultivateur, entre le 6 juin 1899 à l'hôpital Desgenettes pour un hypospadias péno-scrotal.

22 juin 1899. — Intervention par M. Ruotte : application du procédé. Un lambeau scrotal est enroulé sur une sonde et le tout est passé sous un pont de peau décollé sur la face inférieure de la verge.

Peu de fièvre dans la suite ; la sonde à demeure fonctionne bien.

On la laisse à demeure pendant trois semaines. La plus grande partie du lambeau a tenu, sauf sur la ligne médiane où il s'est sphacélé en partie. Ce point de sphacèle a peut-être tenu à ce que la sonde à demeure est restée trop longtemps en place et à des érections prolongées du malade.

La fistule qui en résulta paraissant n'avoir aucune tendance à se fermer spontanément, une opération complémentaire fut décidée. Elle est faite le 28 juillet et consiste en un avivement circulaire de la fistule qu'on recouvre par deux petits lambeaux décollés latéralement.

13 septembre. — Le malade sort guéri. Nous avons reçu de ses nouvelles et il nous dit, qu'à part une légère fistule persistante, il va bien depuis son opération, c'est-à-dire depuis trois ans.

OBSERVATION VI

(Recueillie dans le service de M. Rochet à l'Antiquaille)

Hypospadias pénien acquis.

C..., soixante ans. Fièvre typhoïde à dix-huit ans. Éthylisme. Il y a deux ans environ, chancre syphilitique mal soigné, ayant pris rapidement une allure phagédénique au détriment de la verge, dont les délabrements sont aujourd'hui considérables.

Actuellement, à la racine de la verge, les tissus sont indurés. La face inférieure et le côté droit du fourreau présentent des cicatrices profondes. Le gland est déchiqueté, le méat est rongé. L'urètre s'ouvre un demi-centimètre environ en arrière du sillon balano-préputial à droite du frein qui subsiste intact.

Le cathétérisme est difficile, la sonde ne pénètre qu'en suivant la paroi supérieure du canal. Vers la base du pénis, elle paraît buter contre un repli valvulaire situé au niveau d'un orifice fistuleux de petit calibre qui fait communiquer l'urètre avec l'extérieur.

On constate d'autres trajets fistuleux perforant les vestiges du prépuce, mais sans communication avec l'urètre.

Opération : 14 février 1903. — Régularisation aux ciseaux du gland et du prépuce, ensuite restauration de l'urètre par le procédé Nové-Josserand-Rochet.

1° Une sonde n° 8 est introduite dans le bout postérieur du canal.

2° Tunnellisation du gland au bistouri.

3° Dissection d'un lambeau pénien dont la base est au niveau de la fistule. La minceur du tissu de cicatrice et la proximité de l'urètre rendent ce temps laborieux.

4° Formation d'un canal autour de la sonde.

5° Introduction de la sonde soutenant le nouvel urètre dans le tunnel.

6° Suture de l'extrémité antérieure de cet urètre au méat artificiel.

7° Les tissus du fourreau divisés par la dissection du lambeau sont rapprochés, mais modérément serrés pour faciliter le drainage du sang et au besoin de l'urine.

Pansement dit de « la poupée » autour de la verge.

27 février. — Le canal glandaire est bien formé, épidermisé, mais une fistule s'ouvre à la place de l'ancien orifice au niveau de la charnière: Une sonde n° 18 passe facilement du nouveau canal dans l'ancien, visible sur quelques millimètres au fond de la fistule.

Les choses semblaient devoir rester en l'état quand le malade meurt de pneumonie le 24 mars.

OBSERVATION VII

(Inédite, due à l'obligeance de M. Nové-Josserand.)

Hypospadias pénien. — Procédé Nové-Josserand-Rochet. Drainage vésical.

Le gland est à angle droit sur la verge, mais facilement redressable. Le prépuce n'entoure pas le gland sur sa face inférieure, qui présente un sillon à la place du méat normal. Le méat hypospade est situé à 1 cm. 50 de sa place ordinaire et rétréci.

Opération : 20 mars 1903. — Débridement du méat. Création d'une boutonnière périnéale; on fixe une sonde à demeure n° 14.

Dissection d'un lambeau cutané pénien : deux incisions parallèles, distantes de 1 centimètre l'une de l'autre, de chaque côté de la ligne médiane, commençant à la hauteur de l'orifice hypospade et réunies par une incision transversale au niveau de la racine des bourses. Tunnellisation du gland à l'aide d'une sonde cannelée, depuis l'orifice anormal jusqu'au sommet du gland. On favorise sa sortie par un coup de bistouri et on retourne la sonde plusieurs fois sur elle-même pour agrandir le tunnel.

Introduction d'une bougie en gomme, flexible, par le méat hypospade. On l'habille à partir de ce point avec le lambeau cutané pénien, retourné de bas en haut autour de la ligne horizontale passant par le faux méat comme charnière, sa face cruentée en dehors. Il est assujetti sur la sonde par trois points au catgut.

A l'aide d'une pince, on attire l'extrémité libre de la sonde d'abord, la greffe tubulaire ensuite à l'intérieur du tunnel cruenté. Trois points de suture au catgut fixent le nouveau canal au nouveau méat.

Pour éviter la formation de fistules latérales au niveau des oreilles déterminées par le retournement de la base du lambeau, on en libère les angles par quelques coups de bistouri.

On retire un peu la bougie, afin qu'elle reste extra-vésicale et on la coupe au ras de la verge. La brèche pénienne est fermée en suturant sur la ligne médiane, les bords externes des incisions latérales faites sur le fourneau.

Pansement un peu compressif de la verge, spica double ouaté, la sonde à demeure sortant seule du pansement.

27 mars 1903. — La plaie est cicatrisée. On enlève la bougie et la sonde à demeure. Le canal paraît bien constitué. On attend trois jours pour pratiquer le cathétérisme. Une petite fistule paraît devoir se former à gauche au point de retournement du lambeau.

3 avril 1903. — La petite fistule s'est agrandie, elle occupe maintenant toute la largeur du canal et donne passage à la plus grande partie des urines. Le nouvel urètre antérieur admet facilement une sonde n° 9.

8 avril. — La partie antérieure du canal est toujours bien perméable, la fistule pénienne persiste assez large entourée de bords épais. La fistule périnéale est oblitérée.

Opération. — Réouverture de la boutonnière périnéale. Drainage de la vessie.

La fistule pénienne est circonscrite par une incision circulaire dont la lèvre interne est disséquée au bistouri puis abrasée en partie aux ciseaux. La lèvre externe se rétracte légèrement d'elle-même laissant une surface cruentée du diamètre d'une pièce de 20 centimes environ. Suture profonde des petits lambeaux internes, par trois points séparés, au catgut. Les bords externes de la plaie sont ramenés et suturés sur la ligne médiane par trois points en U et trois points intermédiaires au fil métallique, noués sur de petits tampons de gaze.

11 avril. — Les fils métalliques tendent à couper les tissus. On les enlève. La surface de la plaie est tapissée d'un exsudat blanc et légèrement désunie.

16 avril. — Une fistule médiane persiste, moins large qu'avant l'opération, mais comprenant encore une bonne partie du canal. On enlève la sonde à demeure périnéale.

4° Résultats. — Discussion.

Le canal et ses fonctions. — Avec le procédé Nové-Josserand-Rochet, si l'on en croit les observations que nous venons de relater, la création du canal est d'une certitude absolue, sept fois chez sept malades, il a été obtenu dès la première intervention. Aux grands avantages de la tunnellisation, il ajoute, en effet, la ressource d'un revêtement plus solide, formé d'un lambeau de peau complète d'une solidité et d'une résistance supérieure assurément à celle d'une greffe dermo-épidermique. Relié à son point d'origine par un large pédicule nourricier, il aura aussi moins de tendance au sphacèle. Sa solidité se prêtera mieux dans la suite aux manœuvres nécessaires pour l'entretien de son calibre. En fait, que ce canal ait été pratiqué dans la loge sous-cutanée, creusé dans le gland ou en plein corps caverneux, comme dans cette belle observation d'un hypospadias péno-scrotal acquis, par gangrène de la verge et dont nous montrons plus loin une photographie, le nouvel urètre est bon, souple, conciliant pour l'érection, favorable à ses deux fonctions physiologiques.

On pourrait cependant lui objecter quelques tares originelles. Le lambeau cutané total, pris dans une région parfois assez pileuse, ne peut-il donner naissance à des poils intra-canaliculaires mieux encore que la greffe autoplastique ? Les rides scrotales ne vont-elles pas créer quelques irrégularités ? Le poids des bourses auxquelles il est intimement lié par son pédicule ne va-t-il pas provoquer une tendance à la rétraction en arrière ? Aucun de ces inconvénients n'a été bien constaté, et si le petit malade que nous avons fait photographier présente un urètre s'ouvrant au-dessous du frein, c'est que la boutonnière sous-cutanée antérieure a été pratiquée en ce point, à une époque où la tunnellisation du gland et la greffe intra-glandaire n'étaient pas de règle. M. Rochet en avait cependant déjà prévu la possibilité et montré l'immense avantage par la création simultanée des deux canaux balanique et pénien, avec suppression de la fistule intermédiaire.

Il y a cependant deux petits ennuis signalés par l'auteur de la méthode.

« Le cathétérisme complet du canal, l'introduction de la sonde jusque dans la vessie est difficile. La raison en est facile à comprendre. L'orifice hypospadien reste un peu isolé, perdu pour ainsi dire au milieu du cul-de-sac formé par la base du lambeau scrotal relevé. La sonde arrivant là, après avoir aisément effectué la traversée du canal pénien, peut tâtonner longtemps avant de se présenter juste à cet orifice, beaucoup plus étroit que le canal nouveau qui le précède. Peut-être y a-t-il là, ajoutait M. Rochet, une opération préliminaire à faire à cet orifice pour l'élargir un peu avant le relèvement du lambeau scrotal, de façon à pouvoir le rendre plus aisément présentable au bec de la sonde.

Ensuite, dans les premiers temps qui suivent l'intervention, à la base du lambeau relevé, il nous a semblé se former une petite poche dans laquelle reste un peu d'urine après la miction. Le nouveau canal, en effet, n'est formé là que par la peau et n'a, au début tout au moins, aucune des propriétés élastiques et musculaires d'un urètre vrai. Il se laisse distendre passivement par la colonne d'urine, mais ne revient pas vite sur lui-même pour chasser le liquide qu'il peut encore contenir une fois la miction terminée. Aussi faisions-nous presser deux ou trois fois par jour sur le périnée du petit malade pour vider ce petit clapier urinaire ne contenant, d'ailleurs, que quelques gouttes d'urine. Peu à peu, cette quantité diminua encore et, cinq ou six semaines après l'intervention, la pression au niveau de cette petite poche ne ramenait plus qu'une goutte ou deux d'urine au méat. Les parois du nouvel urètre doivent se tasser peu à peu, le cul-de-sac ante-hypospadien se rétracter, s'effacer et la résistance à la distension produite par la colonne de liquide est acquise. »

Ces deux inconvénients sont, en somme, de peu d'importance, le premier surtout n'est pas spécial à la méthode.

Les fistules. — Le plus grand avantage du procédé Nové-Josserand - Rochet, c'est qu'il se propose de supprimer d'emblée la fistule postérieure qui, dans les méthodes Duplay et la plupart des procédés anciens, comme dans celle de M. Nové-Josserand, existe entre les deux tronçons de l'urètre. Nous savons déjà quelles sont les difficultés de la réussite pour la cure radicale de toute fistule urétrale directe.

Avec le lambeau scrotal, formé pour reconstituer l'urètre et relevé à partir de l'orifice même de l'hypospadias, l'abouchement en question se trouve réalisé dès que le lambeau lui-même a pris.

Sans doute, et même avec ce procédé, il peut persister une fistule au niveau de la région perinéo-scrotale, il pourra même arriver que l'urine continue à s'échapper pendant quelque temps de chaque côté de la base du lambeau, relevé au dessous des petites oreilles qui se forment en ce point, mais ce sont là des fistules bien différentes des fistules précédentes. Ce sont des *fistules indirectes* à long trajet et qui ont tendance à se fermer d'elles-mêmes, quand le cours de l'urine est rétabli par un long canal.

Dans tous les cas, s'il faut une opération pour les guérir, leur cure est bien plus aisée que celles qui résultent d'un abouchement bout à bout des deux extrémités de l'urètre. D'ailleurs des fistulettes peuvent avoir un rôle utile en prévenant l'infiltration de l'urine au scrotum et au périnée dans les premiers temps qui suivent l'opération et l'enlèvement de la sonde à demeure.

Le dépouillement des observations à ce sujet donne des résultats satisfaisants dans les cas où le lambeau scrotal a été utilisé.

Le petit malade de l'opération I voit sa fistulette se fermer toute seule un mois après l'intervention.

Le même résultat a été obtenu dans l'observation II après une seule cure opératoire. Les malades III et IV n'ont que des fistulettes insignifiantes. Le n° 4 paraît être le plus mal partagé.

5° Indications.

La difficulté de trouver un lambeau suffisant au perinée; l'abondance des poils dans cette région semblent devoir rendre le procédé Nové-Josserand-Rochet, d'une application assez douteuse dans les cas d'hypospadias périnéaux.

Son extension aux hypospadias péniens purs, ne paraît pas non plus très heureuse. La dissection du lambeau cutané pénien au-devant de l'urètre préexistant et qui, à la fin de l'opération se trouve en contact avec une ligne de suture, est très délicate dans cette exécution du procédé « en miniature ». Il est difficile de pousser aussi près qu'on le voudrait du méat hypospade, le clivage cutané.

La ligne de retournement du lambeau est fragile, pas du tout comparable à la bonne et solide charnière péno-scrotale. Dans les deux observations que nous possédons (VI et VII) une large fistule directe s'est ouverte en face de l'ancien méat hypospade, bien que dans le dernier cas le champ opératoire ait été mis à l'abri du contact ultérieur des urines par un drainage pratiqué au périnée de l'enfant.

Par contre, la richesse et la solidité du lambeau, la facilité de créer un canal s'étendant jusqu'à l'extrémité du gland, l'espoir de supprimer en même temps la fistule postérieure, la certitude de venir facilement à bout, du moins, des fistulettes latérales, quand elles se produisent, font de la méthode mixte Nové-Josserand-Rochet, le procédé de choix, dans le *Traitement des hypospadias péno-scrotaux*.

OPÉRATION DE VAN HOOK

Nous allons rapidement décrire maintenant une opération qui présente une certaine analogie avec les précédentes et caractérisée comme elles par la création d'un tunnel pénien tapissé d'un lambeau de revêtement emprunté ici au prépuce. La pédiculisation de ce lambeau la rapproche du procédé de M. Rochet et la nécessité d'une fistule postérieure de celui de M. Nové-Josserand. Mais ce ne sont là que des analogies de nature, ces méthodes, hâtons-nous de le dire, n'étant nullement tributaires les unes des autres.

En 1895, van Hook opéra un enfant de quatorze mois, atteint d'hypospadias péno-scrotal. La verge était petite, recourbée, les organes génitaux d'aspect hermaphrodite.

Dans ce premier temps, van Hook examinant le prépuce par transparence « aperçoit non seulement les gros vaisseaux mais encore les plus délicats qui cheminaient presque à fleur de peau. Van Hook choisit alors le plus gros de ces vaisseaux, dont les branches se ramifiaient comme les nervures d'une feuille lancéolée, et transfixa latéralement le prépuce par deux incisisions parallèles à ce vaisseau. Il avait ainsi un large lambeau revêtu sur ses surfaces d'épithélium et pourvu d'artères pulsatiles. Il fit une incision analogue transversale à la base et assez légère pour ne pas blesser l'artère. Les deux feuillets du prépuce furent dédoublés et le lambeau enroulé sur un rouleau de gaze iodoformée, sa face cruentée en dehors, et sa face mi-muqueuse, mi-épidermique en dedans ; les deux bords furent fixés par un surjet au catgut. On avait ainsi un manchon de tissu maintenu par une mèche de gaze » Ch ouet.

Le deuxième temps consiste dans la création d'un tunnel pénien, depuis le sommet du gland, jusqu'au méat hypospade.

Dans un troisième temps, le lambeau préputial et le rouleau de gaze qui le supporte sont attirés au moyen d'un fil dans le canal néoformé.

Enfin, l'organe fut redressé par la méthode ordinaire.

Au bout de trois semaines, le canal s'était maintenu à la partie antérieure de la verge, mais le lambeau taillé trop court laissa s'oblitérer la partie postérieure du trajet, qui ne fut rendu perméable qu'à l'aide d'un lambeau pénien, cette fois.

La fermeture de la fistule demanda une troisième séance, aidée d'un drainage vésical.

Nous nous abstiendrons de porter un jugement quelconque sur cette opération qui paraît d'une technique assez délicate.

Mayo en a cependant fait un grand éloge dans différentes publications que l'on trouvera mentionnées à l'Index bibliographique.

Cet auteur enroule le lambeau sur une sonde et sectionne le « pont nourricier » au bout d'une dizaine de jours. Le raccord des deux urètres est toujours pratiqué dans une séance ultérieure avec le secours du drainage vésical périnéal. Mayo insiste sur les avantages suivants de l'opération de van Hook.

1° La méthode est appliquable aux cas les plus accentués de la difformité.

2° Le revêtement urétral se rapproche autant que possible de la muqueuse normale sans présenter une surface pileuse source de complications futures.

Nous nous en rapportons à ces seuls documents.

IV. PROCÉDÉ DE BECK-VON HACKER

1° Historique; Les travaux sur la question. — 2° Manuel opératoire. — 3° Observations; Résultats. — 4° Complications post-opératoires. — 5° Extension de la méthode. — 6° Indications.

1° Historique.

Il est vraiment curieux de voir trois chirurgiens, dont deux, Beck et von Hacker, ignoraient leurs travaux respectifs, dont un troisième Bardenheuer ne connaissait qu'en partie ceux de Beck, arriver presque en même temps, à indiquer des procédés identiques dans leurs principes pour le traitement des formes les moins graves, mais aussi les plus fréquentes de l'hypospadias.

Peut-être faut-il voir dans ce concours de circonstances, un caractère de l'idée juste qui naît, mûrit et s'impose par la seule force de la vérité. Ces auteurs venaient-ils de trouver la technique simple, rationnelle et séduisante que nous demandions au début de cette étude ? Nous n'en voudrions pour preuve que l'engouement suscité par les procédés de Beck, von Hacker et Bandenheuer non seulement dans leurs pays d'origine, mais encore à l'étranger. En quelques années, le nombre des mémoires et des observations publiées à ce sujet est considérable.

Une polémique violente s'est engagée en Allemagne et d'un côté à l'autre de l'Atlantique entre les trois chirurgiens soucieux d'attacher leur nom à une méthode universellement adoptée. Il est évident que Beck et von Hacker eurent tous les deux, chacun de leur côté, l'idée originale, d'appliquer l'allongement de l'urètre à la cure de l'hypospadias. Nous unirons donc leurs deux noms en désignant, plus spécialement sous celui de Beck, le procédé où l'urètre mobilisé est couché dans la gouttière avivée à la face inférieure du gland, sous celui de von Hacker la fixation de l'urètre dans un véritable tunnel glandaire.

Quant à Bardenheuer, malgré tout son mérite, il eut le malheur de ne découvrir que des faits déjà connus !

1° TRAVAUX ORIGINAUX.

Travail de Beck. — C'est assurément à Beck de New-York que revient l'honneur d'avoir le premier mis à exécution l'idée d'utiliser l'extensibilité de l'urètre libéré de ses adhérences pour le traitement de l'hypospadias. Aux opérations palliatives, se proposant de remplacer un canal absent, il substituait une véritable *cure radicale* de l'infirmité remettant dans leur position respective des organes anormalement placés.

Découragé par les causes multiples d'échecs qui entravaient les tentatives les plus consciencieuses faites selon les méthodes à lambeaux, Beck songea à utiliser l'urètre préexistant convenablement allongé pour amener le méat hypospadien en situation normale à l'extrémité du gland.

Les réflexions théoriques sur la grande extensibilité de urètre, capable de subir des variations de longueur considérables pendant que la verge passe de l'état de flaccidité à celui d'érection, demandaient la consécration d'expériences qui furent, pour ainsi dire, réalisées dans plusieurs interventions plastiques, nécessitées par des traumatismes. Son allongement chirurgical obtenu à différente reprises dans l'excision de rétrécissements ou le raccord des deux tronçons après des pertes de substance étendues, ne pouvait-il être logiquement appliqué à la cure de l'hypospadias ? Le succès dépassa les espérances et le premier résultat fut des plus satisfaisants.

Beck exécuta tout d'abord son procédé dans deux cas d'hypospadias balaniques. Dans le premier, il s'agissait d'un jeune homme chez lequel on avait essayé, à trois reprises différentes et sans succès, la méthode de Thiersch. Les résultats furent excellents, tant au point de vue esthétique qu'au point de vue fonctionnel. Dans un second cas, plus « pénien que balanique » chez un enfant d'un an, le succès fut moins brillant. Beck en tirait dès lors cette conclusion, qu'il devait borner sa méthode à l'hypospadias glandaire.

Voici de quelle façon le chirurgien américain décrivait son opération dans ses communications initiales, nous verrons plus tard qu'il a depuis, légèrement modifié sa technique. (*Verhandlungen der New-Yorker Deutschen medicinischen Gesellschaft*, octobre 4, 1897. *New-Yorker medicinishe Monatschrift*, novembre 1897. — *New-Y. Med. Journ. January*, 29, 1898.)

On pratique une *incision transversale* en arrière du

méat hypospade dont la longueur répond environ au quart total de la circonférence de l'organe.

On attire fortement vers le bas la lèvre inférieure de l'incision, ce qui permet de *dégager l'urètre* sur une longueur équivalente aux deux tiers à peu près de celle de la gouttière du gland. On le sépare ensuite des corps caverneux.

On incise sur la ligne médiane la gouttière que présente le gland à sa face inférieure et on en avive les bords.

L'orifice de l'urètre est alors amené et suturé à l'extrémité antérieure de cette gouttière avivée.

Le plan cutané est suturé par-dessus en transformant la plaie transversale en une plaie longitudinale soutenant ainsi l'urètre en supprimant l'incurvation.

« De cette façon la paroi même de l'urètre reste intacte, l'urine n'arrive pas en contact avec la plaie et il est inutile de mettre en place un corps étranger quelconque, car le canal n'a plus besoin d'être travaillé. »

Travail de von Hacker. — Presque à la même époque von Hacker *(in Beiträge z. Klinische Ch.*, 1898) publiait l'observation d'un hypospade balanique traité d'une façon à peu près identique, après échec des méthode anciennes. Fait remarquable, sa communication est précédée des mêmes considerations que celle de Beck dont il ignorait certainement les travaux à l'époque où il entreprit le traitement de son malade. Ayant eu l'occasion de constater par hasard que l'urètre accidentellement libéré de son corps caverneux se laissait distendre sur une assez grande étendue et cela, non seulement pour la « *pars pendula* », mais aussi dans sa portion périnéale, il conçut l'idée d'utiliser cette extensibilité dans les opérations d'épispadias et d'hypospadias glandaire ainsi que pour la cure des diverses fistules urétrales et des rétrécissements.

L'opération de von Hacker consista dans la libération de l'urètre d'avec les corps caverneux, la création d'un canal cruenté dans le gland congénitalement imperforé où l'on attira et fixa l'urètre à son extrémité antérieure.

Deux points principaux différenciaient cette technique de celle tracée par Beck, c'était la libération plus complète du canal sur tout son pourtour d'une part et, de l'autre, la *tunnellisation* du gland. Le principe restait le même, mais accompagné de perfectionnements qui en augmentaient la valeur.

On trouvera dans l'observation de von Hacker la description détaillée du procédé, nous en noterons d'ailleurs les points essentiels dans notre chapitre sur le *Manuel opératoire*. Voici cette observation prise dans la thèse de Saurain.

OBSERVATION I

Valentin B..., âgé de dix ans, d'intelligence peu développée, est amené par sa mère à la Clinique, parce qu'il ne peut retenir son urine la nuit. Toujours bien portant d'ailleurs. C'est un enfant de force moyenne à l'apparence saine, dont le cœur et les poumons fonctionnent bien.

Du côté des organes génitaux, les testicules et le scrotum sont normaux. Le pénis d'un développement en rapport avec son âge, présente un hypospadias balanique.

Le prépuce forme à l'extrémité du gland un fort repli qui, sur le côté, va s'amincissant jusqu'à sa base pour finir de chaque côté dans la région du sillon balano-préputial à peu près à un demi-centimètre de la ligne médiane, à la façon d'un frein.

A peu près à 4 millimètres de la partie médiane, plane et large d'un travers de doigt, située entre les deux points d'attache du prépuce, se trouve cachée derrière un repli cutané transversal, l'ouverture très étroite du canal, accessible seulement à une mince sonde à bout olivaire, entourée comme par une bride cicatricielle.

Le raphé pénien fortement pigmenté va à peu près jusqu'à cette ouverture, et là, le gland émerge du prépuce qui est comme tordu vers la gauche alors que, sur la droite, il vient à quelques millimètres seulement du méat hypospadien.

Le gland lui-même est de forme et grosseur normales, mais n'est pas perforé ; il ne laisse même voir aucune trace d'orifice à la place habituelle du méat. Cependant, à sa face inférieure, il présente une gouttière peu profonde. Quant au dos du gland, il est comme enfermé, dans une coque, par le prépuce qui fait totalement défaut à sa face inférieure.

Von Hacker tenta d'abord de remédier à la sténose très accentuée de l'orifice du canal urétral, puis de faire un canal balanique par la méthode de Thiersch-Duplay, en suturant sur un bout de sonde, les bords avivés de la gouttière balanique décrite plus haut. Mais ces bords ne se réunirent pas, c'est pourquoi il essaya le procédé suivant :

1er temps. — Incisions. — Une incision fut menée de façon à former un angle largement ouvert en haut, dont le sommet atteignit la lèvre inférieure de l'orifice anormal du canal de l'urètre, passant des deux côtés dans le sillon balano-préputial et se terminant à l'endroit où le prépuce remonte sur le gland. Au-dessus du méat hypospadien, on y fit aussi une petite incision qui vint rejoindre la première de chaque côté de ce méat. Enfin une troisième incision courte, médiane, fut menée perpendiculairement à la première.

2ᵉ *temps. — Mobilisation de l'urètre.* — Puis le canal fut séparé, par une dissection minutieuse, de la gouttière que lui forment les corps caverneux, sur une longueur de 2 centimètres à peu près, jusqu'à ce que cette dernière n'ait plus aucune connexion avec l'urétre.

3ᵉ *temps. - Tunnellisation du gland.--Tiraillement du canal à travers le tunnel balanique jusqu'au bout du pénis.* — De l'extrémité de la gouttière résultant de la dissection du canal à la face inférieure du pénis, une pince à drain fut poussée à travers le gland, en la dirigeant vers son sommet, le perforant ainsi suivant le plan sagittal. A l'aide d'un fin scalpel, on introduisit le canal mobilisé aussi loin que possible dans le tunnel balanique, puis, avec une petite pince passée par l'autre extrémité de ce conduit, le bout libre de l'urètre fut saisi et attiré au sommet du gland où il fut fixé par quatre points de suture placés aux quatre points cardinaux.

4ᵉ *temps. — Sutures de la peau.* — Dans ce dernier temps, la peau fut bien libérée jusqu'aux points d'attache du prépuce, la surface du sillon balanique fut avivée et l'on accola ces deux surfaces cruentées en les suturant sur la ligne médiane, depuis l'extrémité inférieure de l'incision jusqu'au niveau du sillon balanique où le prépuce est maintenant complètement fermé.

Le traitement consécutif consista à cathétériser le canal pendant deux jours avec une sonde de Nélaton, afin d'empêcher l'agglutination possible des bords du nouveau méat, mais comme nous n'étions pas en présence d'un canal cruenté, nous n'avons pas mis de sonde à demeure.

Quant aux pansements, nous les faisions comme s'il s'agissait d'un phimosis. On saupoudrait les points de suture d'iodoforme pulvérisé et on appliquait un triangle de gaze iodoformée dont on fixait la base à la face inférieure du pénis pour rabattre ensuite le sommet et les chefs latéraux de ce morceau de gaze sur le dos de la verge, où ils étaient attachés, peu serrés, à une bande faisant le tour du tronc. Le patient urinait à travers ce voile de gaze.

Von Hacker propose un autre mode de pansement qui consiste à bien isoler les sutures et à les recouvrir de bandelettes de gaze iodoformée.

Marche et terminaison. — La réunion eut lieu par première intention. Le pénis a une forme normale et le gland est bien dans la direction de celui-ci. Une seule suture cutanée s'est défaite sous la verge, au niveau du sillon balano-préputial. On ne voit plus rien de la difformité qui est disparue. L'urine sort à plein jet et suivant une grande courbure, et le méat se trouve sur le gland à sa place habituelle. Il fut très facile de fermer le sillon préputial là où un point de suture avait sauté. Ce résultat est donc très encourageant.

Travail de Bardenheuer.— Toujours, en cette même année 1898, le Dr Breuer insérait, dans le *Centralblatt für Chirurgie* (5 nov.), un article sur « Un nouveau traitement de l'hypospadias glandaire, d'après Bardenheuer » avec les observations de deux malades opérés par le chirurgien de Cologne. Il reconnaît à Beck la paternité de l'idée de l'allongement qu'il applique, d'après ses principes, avec un résultat assez satisfaisant dans un seul cas. Pour le suivant, il combina cet allongement avec la tunnellisation simple qu'avait essayée Argento, quelques années auparavant. Cela faisait, au total, une opération analogue à celle déjà décrite par von Hacker. Il disséqua l'urètre à l'aide d'une incision longitudinale, faite sur le milieu de la face inférieure du pénis et jusqu'à la racine, des bourses. Ensuite avec un trocart droit, il perfora le gland depuis son sommet jusqu'à l'endroit où s'ouvrait primitivement l'urètre. Le canal mobilisé est alors attiré en avant, à l'aide d'une pince à travers le gland tunnellisé et fixé au sommet par quatre points de suture. Pour éviter le tiraillement de ces points, on fixe la paroi postérieure du canal aux tissus environnants. Suture longitudinale de la peau qui contribue aussi à soutenir l'urètre.

Le résultat fut parfait à tous les points de vue. Quatre semaines après, sans cathétérismes, sans soins post-opératoires, il était impossible de reconnaître les traces d'une ancienne malformation.

2° TRAVAUX SECONDAIRES.

A côté de ces travaux originaux vinrent rapidement s'ajouter des travaux de moindre importance, apportant à la méthode la confirmation de nombreuses observations et quelques modifications heureuses pour son extension, à des formes plus sévères de l'hypospadias.

Beck, lui-même, au retour d'un voyage en Europe, et pour répondre sans doute aux critiques qu'avaient adressé à sa technique von Hacker et Bardenheuer, insista (*Centralblatt f. Chirurg.*, 7 janv. 1899) sur la nécessité d'une mobilisation plus complète de l'urètre, afin d'éviter la tension des sutures qui avait causé quelques échecs. Il n'accepte que difficilement l'idée de la tunnellisation, préférant agrandir la gouttière et créer deux petits lambeaux de tissu glandaire pour les ramener au-devant de l'urètre et en suturer les bords inférieurs avec la peau du pénis. En somme, si Beck ne tunnellisait toujours pas, il canalisait si profondément maintenant que les deux méthodes arrivaient presque à se confondre. Dans un grand article du *New-York*

Medical Journal (décembre 1900), Beck a enfin exposé l'état de la question résumant ses publications antérieures, complétées par quelques considérations et observations nouvelles.

Ce travail reproduit intégralement dans la *Deustsche medicinische Wochenschrift* (7 nov. 1901) nous fournira des éléments importants au cours de cette étude. Nous signalerons de même, chemin faisant, tous les documents que nous avons pu recueillir sur cette question.

2° Manuel opératoire.

Nous allons décrire le manuel opératoire en indiquant la manière de procéder relevée dans les différents travaux que nous avons analysés, en nous inspirant aussi de la technique que nous avons vu appliquer par M. Nové-Josserand.

Temps préliminaires. — Les opérations préparatoires de libération et de *redressement de la verge* ont ici une importance moindre que dans les méthodes précédemment décrites.

D'abord, parce que les cas bénins où l'allongement de l'urètre est surtout de mise, s'accompagnent plus rarement de palmure ou de coudure de l'organe, et qu'ensuite ces difformités peuvent très bien être corrigées au cours de l'intervention principale. La dissection de la peau, la mobilisation de l'urètre donnent un accès facile vers la gouttière sous-caverneuse, qui permettra de la débarrasser des trousseaux fibreux qui la remplissent et de faire porter quelques incisions libératrices sur les enveloppes rétractées des corps caverneux. Ce sont là, nous le savons, les agents les plus actifs de la courbure de la verge.

L'*hémostase préventive*, par un lien élastique placé à sa racine n'est pas, nous semble-t-il, très recommandable. Sans doute, il sera possible d'opérer ainsi « à blanc ». Mais c'est éviter un ennui pour tomber dans un danger : des troubles de la circulation néfastes pour les sutures résultant plus tard de cette manière de procéder. Il vaut mieux pratiquer à l'aide de la compression et de la forcipressure s'il y a lieu, une bonne hémostase définitive.

Un *cathéter* est introduit dans l'urètre pour servir de « manche » et de point de repère.

1er temps : Incision cutanée. — Cette incision varie selon les auteurs. Au début, Beck la fit transversale, en arrière du méat. Il mettait à nu l'urètre en dédolant plutôt qu'en opérant une véritable dissection, alors qu'il abaissait vers la racine des bourses la lèvre postérieure de l'incision cutanée. A son incision transversale, il en ajoute maintenant une seconde verticale sur la ligne médiane ; à elles deux, elles forment un T.

Von Hacker comprend l'orifice hypospade entre les deux branches d'écartement d'un V largement ouvert. Une petite incision transversale réunit les deux branches du V en avant du méat cette fois, une autre verticale le transforme en Y.

Ces incisions transversales donnent beaucoup de jour

et permettent ensuite de ramener les bords latéraux du prépuce vers la ligne médiane inférieure quand il était seulement développé, en tablier, à la face supérieure de la verge.

Dans la majorité des cas, nous considérons comme préférable une incision *en raquette* dont la boucle entoure le méat hypospade réservant autour de lui une collerette cutanée de quelques millimètres et dont la queue descend très bas sur la ligne médiane.

Quant à la *margelle cutanée*, elle renforce l'orifice si mince de l'urètre, elle empêche les points de fixation de le couper aussi facilement, et elle permet de ne rien perdre de sa longueur, ce qui est à considérer.

Quelques coups de bistouri écartent les lambeaux cutanés.

2me *temps : Mobilisation de l'urètre.* — On le disséquera assez bas sans hésiter, sa bonne vascularisation le met à l'abri de la nécrose et des fistules accidentelles sont souvent, au contraire, la conséquence d'une traction exagérée sur un segment trop court. (Beck-Marwedel). La sonde servant de guide, cette dissection assez délicate ne présente cependant aucune difficulté. Les blessures du canal sont extrêmement rares.

On conserve autour de lui, autant que possible, le tissu du corps spongieux en le débarrassant cependant des éléments fibreux qui peuvent empêcher son extension. La gouttière caverneuse est nettoyée. L'hémorragie notable parfois, cède assez facilement à la compression, aucune artère importante ne se trouvant lésée.

3e *temps : Préparation du lit de l'urètre.* — Sur ce

point diffèrent essentiellement les méthodes fondamentales de Beck et de von Hacker. Le premier couche

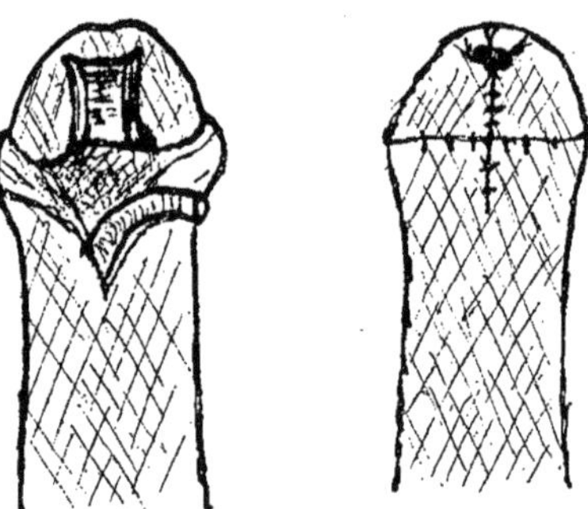

Fig. 4 — Procédé de Beck.

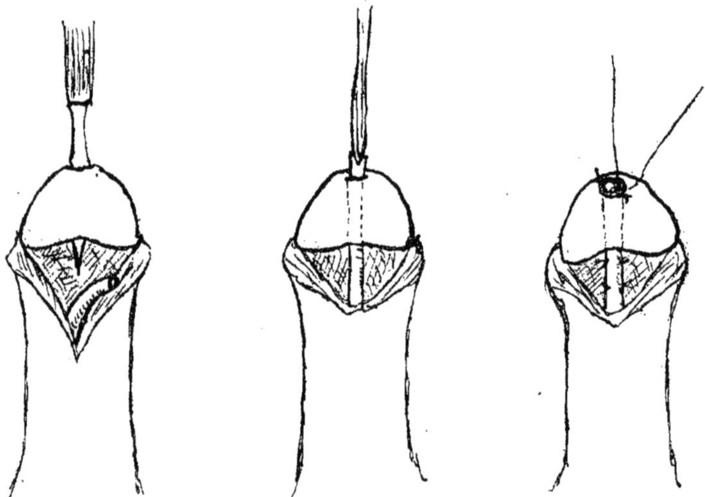

Fig. 5 — Procédé de von Hacker.

l'urètre dans une gouttière, le second le loge dans un tunnel glandaire.

a) *Avivement ou création de la gouttière glandaire inférieure.* — Une simple incision longitudinale médiane était d'abord préconisée par Beck. Il en ajoute maintenant deux autres transversales partant du fond de la première et permettant de ramener deux petits volets de tissu glandaire au-devant de l'urètre remis en place. *(fig. 4).*

b) *Tunnellisation.* — Elle ne présente rien de particulier à ce procédé, nous ne nous y attarderons pas.

Bardenheuer la pratique avec un trocart enfoncé du sommet du gland vers sa base. Beck (quand il l'utilise) avec un bistouri fin conduit en sens inverse, retourné plusieurs fois sur lui-même, sectionnant les tissus à droite et à gauche et créant en fin de compte un méat transversal, pour orienter sans doute sa grande dimension selon celle du gland le plus souvent aplati. Quervain dirige en arrière le dos de son bistouri pour obtenir un méat plus normal antéro-postérieur. Von Hacker s'était servi d'une sonde cannelée aidée à sa sortie d'un coup de bistouri. C'est la pratique que nous avons vu suivre à M. Nové-Josserand. *(fig. 5).*

Une bonne précaution consiste à abraser le pourtour du nouveau méat pour rendre son adaptation plus intime avec la collerette cutanée de l'urètre.

Dans les hypospadias péniens, le tunnel perfore non seulement le gland, mais encore les corps caverneux pour aboutir un peu en arrière du point où siégeait le méat anormal de façon à avoir suffisamment de tissus pour fermer la brèche.

4e temps : Fixation du canal et sutures. — Dans le

canal ou à l'intérieur du tunnel ainsi créé, on attire l'urètre doucement, soit à l'aide d'une pince hémostatique, soit par les fils préalablement placés aux quatre points cardinaux de son orifice et qui vont servir à le fixer au nouveau méat.

On peut soulager la tension parfois exagérée et dangereuse sur ces points de fixation à l'aide de quelques sutures non perforantes, unissant la paroi postérieure de l'urètre aux tissus péniens avant son entrée dans le tunnel (Bardenheuer) ou au fond de la gouttière avivée (Beck).

On réunit ensuite, au-devant de l'urètre, les lambeaux glandaires dont les bords inférieurs sont suturés à la peau de la verge au niveau du sillon balano-préputial, dans le procédé de Beck. Quand on a pratiqué la tunnellisation, la peau est aussi unie dans ce sillon à la face inférieure du gland, si on a conduit au départ, des incisions transversales vers le dos de la verge. Avec l'incision en raquette, la suture longitudinale de la peau assujettie au gland par le dernier point suffit à tout.

Le *choix des sutures* varie avec les habitudes personnelles, à condition qu'elles soient résorbables pour les points profonds. Marwedel s'est même servi de catgut pour les points superficiels, où l'on emploie de préférence la soie, le crin de Florence, le fil métallique. N'oublions pas, cependant, que le canal, si mince, est là tout au-dessous de la peau sur une partie de son parcours et que les sutures les moins offensantes pour son tissu seront sans doute les meilleures.

Il ne faut pas non plus serrer trop des points qui

peuvent le comprimer. On a dû parfois les faire sauter le jour même de l'intervention. Ce sont des causes certaines de fistules ou de rétraction complète.

En général, les fils sont enlevés au huitième jour.

Le *choix du pansement* est tout aussi variable. Von Hacker fait uriner son malade à travers un voile de gaze iodoformé plié en triangle, Beck emploie l'iodoforme et des compresses imprégnées d'acétate d'alumine. Bardenheuer recouvre les sutures de vaseline boriquée. Dans le service de M. Nové-Josserand, on se contente d'un simple pansement légèrement compressif avec de la gaze aseptique.

La question de la *sonde à demeure* est discutée. L'adopter, c'est aller assurément contre l'idée de l'instigateur de la méthode. Beck voyait dans son procédé un grand avantage à la suppression d'un corps étranger maintenu dans le canal et qui, sans mettre les sutures complètement à l'abri de l'urine, amenait souvent par contre des complications vésicales.

Bardenheuer, et la plupart des imitateurs suivent cette indication. Von Hacker laisse une sonde de Nélaton pendant deux jours, afin d'empêcher l'agglutination possible des bords au nouveau méat.

D'après sept observations, Marwedel conclut à la nécessité de maintenir une sonde à demeure dans les cinq ou six premiers jours, chez les jeunes enfants, qui sans cela crient, souffrent et font des efforts nuisibles au maintien des sutures au moment de la miction. Villemin, Mayet, Duplay, Nové-Josserand, sont fidèles aux principes de Beck.

3° Observations. — Résultats.

OBSERVATION II

(Inédite, due à l'obligeance de M. Nové-Josserand)

Hypospadias pénien juxta-balanique. Procédé von Hacker.

V..., deux ans et demi. L'orifice de l'urètre est à un demi-centimètre au-dessous de la racine du gland. Il est assez large ; le gland présente sur sa face inférieure une gouttière profonde ; pas d'incurvation de la verge. Prépuce en tablier.

31 juillet 1901. — Hémostase provisoire par un drain placé à la racine de la verge.

Incision en raquette circonscrivant le méat et s'étendant le long de l'urètre jusqu'à la racine des bourses. Une sonde est placée dans l'urètre qui est disséqué sur une longueur de 2 centimètres.

Transfixion du gland. L'urètre avec sa colerette de peau est facilement ramené jusqu'à l'extrémité du gland et suturé avec de la soie fine.

L'hémorragie en nappe est assez abondante. Après avoir réuni par une suture au fil métallique la peau sur la face inférieure de la verge, on met une sonde à demeure et on fait un pansement peu serré pour arrêter l'hémorragie.

1er août. — Enlèvement de la sonde. Il y a une infiltration sanguine assez considérable de la verge, qui est dure. Néanmoins tout paraît aller bien.

2 août. — L'infiltration sanguine devient superficielle. Il y a de l'œdème du prépuce et une forte ecchymose.

6 août — On enlève les fils. La réunion est complète. Dans les jours qui ont suivi, l'enfant présente quelques phénomènes de cystite qui cèdent à un lavage de la vessie au nitrate d'argent au 1/1000.

11 février 1903. — Le nouveau méat est situé un peu sur la face dorsale du gland, ce qui a eu pour résultat d'éviter toute incurvation de la verge.

Ce méat est assez étroit, néanmoins il admet facilement une sonde n° 8.

Le jet d'urine est petit, mais il ne paraît pas avoir diminué depuis longtemps; il est un peu dévié vers la droite.

On conseille au malade de pratiquer le cathétérisme quotidien pour dilater l'orifice urétral.

18 avril 1903. — Le cathétérisme régulier a déjà agrandi considérablement le méat; le jet d'urine est plus gros (voir la photographie, pl. II).

OBSERVATION III

(Inédite, due à l'obligeance de M. Nové-Josserand.)

Hypospadias juxta-balanique. Procédé von Hacker.

M..., deux ans et demi. Le méat normal est à un demi-centimètre au-dessous de la racine du gland.

Pas d'autre anomalie. Verge non incurvée. Prépuce volumineux en tablier.

11 septembre 1901. — Opération selon le procédé décrit dans l'observation précédente.

La dissection de l'urètre a été plus difficile en bas, au niveau de la racine des bourses, à ce niveau, l'urètre adhérait très intimement avec le corps caverneux. Pas de sonde à demeure.

Hématome considérable dans les jours suivants. Rupture des sutures. Il se produit en fin de compte une perte de substance de la face inférieure de l'urètre allongé, de telle sorte qu'il s'ouvre actuellement au point primitif.

3 février. — Les choses restent en l'état.

OBSERVATION IV

(Inédite, due à l'obligeance de M. Nové-Josserand.)

Hypospadias pénien. Procédé von Hacker.

X..., cinq ans, opéré en ville Le méat est situé à 1 centimètre à peu près en arrière de la base du gland. Le prépuce est en tablier. Le gland est légèrement incliné par en bas par rapport à la direction de la verge, mais celle-ci n'est pas incurvée.

7 octobre 1901. — Opération.

Incision en raquette. Dissection facile de l'urètre, poussée le plus bas possible vers la racine des bourses.

Transfixion du gland. L'urètre attiré est fixé par quatre points de suture à la soie fine. La peau est ramenée vers la face inférieure de la verge. Hemorragie peu considérable. Pas de sonde à demeure.

Les suites ont été simples, cependant il s'est fait un peu de désunion de la suture à la face inférieure de la verge Mais celle-ci n'a pas atteint le canal et la cicatrisation s'est faite assez rapidement. Il n'y a eu qu'un gonflement très modéré de la verge et presque pas d'ecchymose.

L'enfant a été revu au bout d'environ six mois. Il urinait bien, mais conservait une très légère incurvation du gland en bas, aussi a-t-on conseillé la circoncision, parce que le prépuce large et épais semblait tendre à augmenter cette déformation. Quant à la verge elle-même, elle était rectiligne.

M. le Dr Sibilat, de Romans, a bien voulu nous permettre de compléter cette observation.

Actuellement, 21 avril 1903. — L'enfant urine bien, le jet est fort, non bifurqué, la verge un peu coudée, cette apparence était augmentée par la disposition du prépuce à la face dorsale et qui a été réséqué ces temps-ci

OBSERVATION V

(Inédite, due à l'obligeance de M. Nové-Josserand.)

Hypospadias pénien juxta-balanique. — Procédé de von Hacker

B..., trois ans et demi. Le méat anormal est à 1 centimètre de la base du gland, il a les dimensions d'une tête d'épingle, le gland notablement incurvé en bas présente une dépression à l'endroit où devrait se trouver le méat normal.

15 novembre 1901. — Au lieu de l'incision en raquette ordinaire, dont le cercle entoure l'orifice hypospadien, on dessine à droite et à gauche du méat, deux petits lambeaux qui empiètent sur les faces latérales de la verge. Ces deux petites ailes sont destinées à être éventuellement relevées, leurs deux faces épidermiques en contact, au cas où l'extensibilité de l'urètre ne serait pas suffisante pour permettre de l'attirer au bout du gland.

La dissection de l'urètre présente cette particularité que le canal étant très aminci immédiatement au-dessous du méat anormal, sa paroi inférieure est ouverte accidentellement et réparée par deux points de suture au catgut.

L'élasticité de l'urètre est suffisante pour qu'il soit inutile de se servir des ailettes conservées.

La suture de la face inférieure de la verge est faite au catgut. Il persiste un léger suintement sanguinolent et, pour éviter un hématome, on fait deux incisions de décharge, l'une sur le côté, l'autre sur le dos de la verge Pas de sonde à demeure.

Suites simples.

12 février 1903. — Le nouveau méat a conservé sa largeur et fonctionne parfaitement. Le jet d'urine est assez gros, il reste rectiligne, quoique légèrement incliné en bas ; du reste, il persiste un peu de tendance à la coudure du gland.

OBSERVATION VI

(Inédite, due à l'obligeance de M. Nové-Josserand.)

Hypospadias balanique. — Procédé de von Hacker.

C. ., cinq ans et demi. Le méat anormal est situé exactement à la limite du gland ; il est petit, sa dimension n'excédant pas celle d'une tête d'épingle. Le gland présente à l'endroit du méat anormal une petite dépression. Le prépuce volumineux, quadrilatère n'est pas fermé en bas. La verge est normale.

19 février 1902. — Incision circulaire autour du méat anormal. Dissection de l'urètre sur une hauteur de 3 centimètres. Transfixion du gland. L'urètre facilement amené en bonne place est fixé par quatre points de suture au catgut.

L'hémorragie est assez forte. Elle vient du tissu spongieux du gland et de l'enveloppe des corps caverneux. On met une sonde à demeure et on suture la peau seulement par un point au catgut.

22 février. — La sonde est enlevée. Pas d'infiltration sanguine, mais seulement un peu d'œdème du prépuce. On veut alors faire la suture régulière de la plaie. Mais, dès que l'on touche les bords, l'hémorragie reparaît. On ferme simplement par deux points de suture au catgut et on arrête l'hémorragie en comprimant pendant quelques instants. Les jours suivants la suture cède. La face inférieure de l'urètre se sphacèle, laissant un orifice hypospade situé un peu plus bas que l'ancien.

26 avril 1902. — L'enfant rentre dans le service, il persiste un canal perméable allant jusqu'à l'extrémité du gland et donnant passage pendant la miction à une petite quantité d'urine. Sur la face inférieure de la verge se trouvent deux fistules séparées par un point étroit de peau, l'antérieure petite, la postérieure beaucoup plus large, ayant près de 6 millimètres de longueur. La plus grande partie des urines passe par ces deux fistules.

28 avril 1902. — On fait une incision transversale en avant de la fistule antérieure et en arrière de la fistule postérieure. La lèvre distale de chacune de ces incisions est disséquée sur une étendue d'environ 2 à 3 millimètres, puis les bords de la fistule sont avivés par dissection. On fait alors sur la base du prépuce, à sa face dorsale, une incision transversale dans laquelle le gland est amené. Le prépuce rabattu en bas comme une jugulaire est dédoublé et appliqué par sa face cruentée sur les fistules. Les lèvres disséquées des deux incisions transversales faites précédemment recouvrent alors les bords muqueux et cutané de la tranche préputiale.

Le lambeau préputial est fixé par des points en U, au nombre de trois pour le bord inférieur et de deux pour le bord supérieur.

1er mai. — La soudure s'est faite partout, sauf à la partie tout à fait antérieure où une petite fistulette se trouve à une faible distance en arrière du méat. On tente de l'aviver par une pointe de feu au thermo-cautère le *17 mai.*

23 mai. — Cette fistulette s'est plutôt agrandie et le pont qui la sépare du méat n'a plus environ que 1 millimètre d'épaisseur. On sectionne cette bride et, dès lors, le méat s'ouvre à la base du gland, se prolongeant en avant par une gouttière balanique.

12 février 1903. — L'enfant urine parfaitement bien, le jet droit, gros, porte au loin. On trouve encore sur les côtés de la verge de petites dépressions non perforantes et quelques bourrelets cutanés qui sont le vestige de l'autoplastie préputiale.

En somme, le résultat esthétique est bon et, si l'on ne connaissait l'histoire du malade, on aurait de la peine à distinguer l'état de sa verge de celui qui résulterait d'une circoncision ordinaire.

Le méat s'ouvre exactement à la limite du gland, il se prolonge même dans l'épaisseur de celui-ci, mais son bord inférieur n'est pas entouré de tissu érectile.

Au total, l'orifice urétral est à peu près au même endroit, mais il est plus large. Il regarde aussi directement en avant et l'enfant n'a pas besoin de relever sa verge pour uriner.

OBSERVATION VII

(Inédite, due à l'obligeance de M. Nové Josserand.)

Hypospadias pénien juxta-balanique. — Procédé de von Hacker.

Y..., quatre ans, opéré en ville. Pas d'incurvation de la verge. Orifice urétral à 1 cm. en arrière de la base du gland.

Mai 1902. — Opération. Dissection de l'urètre jusqu'à la racine des bourses.

On fait une petite boutonnière latérale pour éviter l'hématome.

Pas de sonde à demeure.

Dans la suite, il se fit un peu de désunion à la limite du gland avec perforation de l'urètre à ce niveau, de telle sorte qu'existent actuellement deux orifices, l'un à la place du méat normal, l'autre à la face inférieure à la limite du gland. Entre les deux, existe un mince pont de tissu que l'on compte faire disparaître.

OBSERVATION VIII

(Inédite, due à l'obligeance de M. Nové-Josserand.)

Hypospadias juxta-balanique. — Procédé de von Hacker.

B..., quatorze ans. L'orifice de l'urètre est filiforme, il s'ouvre à un demi-centimètre en arrière de la limite du gland.

Le malade a des mictions fréquentes diurnes, environ toutes les demie-heures.

8 octobre 1902. — Opération. Application du procédé ordinaire.

Hémorragie modérée. Suture au fil métallique, incision de décharge de chaque côté pour écoulement du sang. Pas de sonde à demeure.

Peudant les jours suivants, il s'est fait un œdème considérable de la verge et la cicatrice s'est désunie.

Elle s'est réunie par seconde intention, mais il s'est fait une fistulette très petite à environ 1 centimètre en arrière du gland.

Cicatrisation complète.

La miction se fait par l'extrémité du gland. Il y a sur la face inférieure de la verge, à environ 1 centimètre au-dessous de la racine du gland, une fistulette qui d'abord très étroite, augmente d'importance et finit par donner passage à près de la moitié des urines.

Des cathétérismes réguliers réduisent ensuite cette fistule au point qu'elle devient presque négligeable, mais le malade rentre chez lui où il cesse de se dilater.

20 février 1903. — La fistule est étroite, presque filiforme, donnant passage à un tiers environ de l'urine.

Le canal antérieur est bien perméable et la miction se fait normalement si l'enfant prend la précaution de boucher la fistule avec son doigt. On recommande le cathétérisme.

OBSERVATION IX

(Inédite, due à l'obligeance de M. Nové-Josserand.)

Hypospadias pénien juxta-balanique. — Procédé de von Hacker

R .., deux ans. L'orifice anormal se trouve à un demi-centimètre au-dessous de la base du gland ; il est large. Gland normal avec une dépression assez profonde au niveau du méat normal. Prépuce en tablier volumineux ; les insertions inférieures sont écartées. La verge a, de ce fait, un aspect de « cape de cheminée ».

Incision transversale immédiatement au-dessus du méat anormal qui est ensuite circonscrit par une incision en raquette qui se prolonge en bas jusqu'à la racine des bourses. La dissection de l'urètre se fait ensuite assez facilement, mais en avant où il est très mince, il est ouvert longitudinalement sur une longueur de 2 à 3 millimètres à gauche. On lie deux artérioles sur la face supérieure du corps spongieux à la base de la verge. L'hémorragie du corps caverneux est assez considérable sur le moment, mais s'arrête vite. Tunnellisation du gland au bistouri. Deux fils sont passés à l'orifice de l'urètre qui servent d'abord à l'attirer et à le fixer ensuite dans le gland.

Suture de la peau. Incision de décharge latérale.

27 mars 1903. — Un peu de désunion de la suture pénienne qui présente une surface granuleuse de bon aspect. Une petite fistule siège à la partie inférieure de la cicatrice, à la racine des bourses, sur le côté gauche de la verge. Le canal a bien tenu à l'extrémité antérieure. Il est facilement perméable à une bougie n° 5. Un peu d'urine coule par la fistule qui paraît devoir se fermer avec l'aide de quelques cathétérismes quotidiens.

2 avril 1903. — En effet, la fistule est complètement bouchée. L'urètre s'ouvre en situation normale et admet une sonde n° 7.

20 avril. — La verge empruntant au prépuce disposé en tablier une forme coudée, on pratique la circoncision.

OBSERVATION X

(Traduite de Marwedel.)

N° 1137. Guillaume A..., deux ans et demi. Robuste et bien portant, pas d'antécédent. Le pénis est notablement aplati et le gland élargi. A la face inférieure du gland se trouve une gouttière déprimée. A une certaine distance de l'extrémité inférieure de cette gouttière, au niveau du sillon coronaire, s'ouvre un tout petit méat admettant juste une sonde filiforme, tandis que le canal glandaire fait défaut. Le prépuce est en tablier développé sur la face dorsale. Le raphé pénien suit à peu près la ligne médiane et se termine à gauche de cette ligne vers l'insertion gauche du prépuce.

Opération : 26 mai 1898 (Professeur Czerny). — Anesthésie au chlorure d'éthyle. Procédé de Beck.

La libération de l'urètre est difficile à cause de la minceur extrême de ses parois, mais elle s'opère cependant sans lésion. On fend suivant la ligne médiane la gouttière glandaire et on y fixe l'urètre à l'aide de quelques points de catgut, à son extrémité. La peau est suturée par-dessus, toujours au catgut, jusqu'au niveau du gland.

Le résultat fut peu satisfaisant chez cet enfant très turbulent. Pas de sonde à demeure. Miction très douloureuse pendant les premiers jours. L'enfant enlevant constamment son pansement, les sutures s'infectèrent et lâchèrent en partie, de telle sorte, qu'au dixième jour, l'état était sensiblement le même qu'avant l'opération, l'urètre s'étant rétracté.

Nouvelle opération, le 25 juin 1898. — Une nouvelle tentative par le procédé de Beck réussit mieux cette fois, grâce à l'épaississement qu'avait produit la suture de l'extrémité de l'urètre à la peau. On dissèque l'urètre jusqu'à la base du pénis et on le fixe dans la gouttière avec trois points de suture

Suture de la peau avec des agrafes. Sonde à demeure.

Les suites furent plus favorables. Le cathéter est enlevé au quatrième jour, les fils aux sixième et septième. Guérison par première intention.

A la sortie, 6 juillet 1898, le pénis a une forme normale, l'urètre s'abouche à l'extrémité du gland, la miction se fait bien.

On revoit le malade en mai 1900, même état que deux ans auparavant. Le méat n'a pas bougé, le pénis n'est pas coudé, pas de rétrécissement au catéthérisme. Mictions normales.

OBSERVATION XI

(Traduite de Marwedel.)

N° 1183-1856. F. L..., cinq ans. Hypospadias du premier degré. Même configuration que dans l'observation précédente. Pénis un peu incurvé à gauche. Le raphé pénien n'est pas tout à fait médian, mais il est un peu dévié à droite pour aboutir finalement à droite de la racine de la verge à un demi-centimètre de la ligne médiane.

Opération 8 juin 1898 (Marwedel) — Procédé de Beck. — Avivement de la gouttière médiane. L'urètre est disséqué et couché dans la gouttière glandaire. Sutures au catgut.

Suites opératoires apyrétiques, pas de sonde à demeure. Mictions faciles et spontanées pendant les premiers jours, douloureuses, les deux suivants, à cause de l'enflure et de l'œdème du gland qui se trouvait serré par les deux points de sutures terminaux et que l'on est obligé d'enlever. Dans la suite, l'urètre se détache et se rétracte. Au bout de quinze jours, même état qu'avant l'opération.

22 juin 1898 : Deuxième intervention. — On crée un canal glandaire d'après la méthode de Thiersch. Sonde à demeure mal supportée et changée à plusieurs reprises.

1er juillet. — On coupe les points de suture et le 3 on enlève le cathéter. La plaie opératoire est bien guérie, le canal bien formé jusqu'au niveau d'une fistule située à la place de l'ancien méat

8 juillet. — Cure de la fistule par autoplastie avec un lambeau préputial ; le résultat semble bon au début, dans la suite, deux fistules se forment.

L'enfant rentre chez lui pour revenir au bout de quatre semaines.

24 août. — On parvient enfin à fermer les deux fistules par avivement et sutures superficielle à la soie.

OBSERVATION XII

(Traduite de Marwedel.)

N° 1191-1791. G. B..,, neuf ans. — L'enfant délicat est amené à la clinique, pour hernie scrotale gauche, grosse comme un œuf d'oie, et une malformation du pénis un peu plus accentuée que dans les deux cas précédents. L'urètre s'ouvre à la face inférieure du pénis par un orifice minuscule mais sur le fourreau et à une distance de 1 centimètre du sillon balano-préputial. Le gland est aplati et présente à sa face inférieure, à la place du canal une petite gouttière médiane. Prépuce développé sur la face dorsale. Ici encore, anomalie du parcours du raphé pénien qui n'est pas médian mais se termine à gauche de la ligne médiane.

7 juin : Opération. (Marwedel). — Cure radicale de la hernie par Czerny. Pansement au collodion. Dans la même séance, cure de l'hypospadias par la méthode de Beck.

Elargissement du méat hypospade. On dissèque la peau au-devant de l'urètre sur un parcours de 2 centimètres. Isolement de l'urètre. Section médiane et avivement de la gouttière glandaire. Traction de l'urètre suturé dans l'incision glandaire.

On fixe la peau par-dessus avec trois points à la soie.

Guérison de la hernie *per primam* au bout de six jours.

Au pénis, la tension de l'urètre était visiblement exagérée. Mictions spontanées dans la suite mais douloureuses au début, de telle sorte que l'on dut faire sauter, deux jours après, les deux points de suture superficiels qui comprimaient l'urètre. A cause de cette tension, les sutures urétrales sautèrent, l'urètre se rétracta et, comme résultat final, l'hypospadias reparaît avec la gouttière glandaire plus profonde recouverte par un pont étroit de peau.

24 juin : Deuxième intervention. — On se propose de rétablir un canal glandaire par la méthode de Thiersch qui ne donne pas de meilleurs résultats. La sonde à demeure avait une action irritante et provoquait de nombreuses érections. On est obligé de changer fréquemment la sonde et de l'enlever enfin au quatrième jour.

Au bout de dix jours, l'urine sort au même endroit qu'avant l'intervention. Le 2 juillet le patient retourne chez lui.

Il rentre à l'hôpital le 3 août.

La hernie ne s'est pas reproduite.

Au pénis, l'urine s'échappe par un orifice de la grosseur d'une tête d'épingle situé à 1 ou 2 centimètres sur le trajet de l'incision pénienne et un peu épaissi par la cicatrisation. Le canal glandaire s'est fermé jusqu'au niveau d'un petit diverticule en cul-de-sac.

11 août. — Troisième opération (Marwedel), procédé de Beck. L'urètre est mobilisé très loin, jusqu'à la base du pénis. Sa dissection d'avec les corps caverneux bien développés provoque une légère hémorragie.

Avant la suture, compression de la plaie pendant plusieurs minutes pour arrêter l'hémorragie parenchymateuse. Sutures à la soie. Sonde à demeure.

Suites apyrétiques. Le 14 août on change la sonde, parce que le malade urine à côté. Le 17, on enlève définitivement le cathéter. Le 21, le malade rentre chez lui après réunion par première intention.

Le pénis est bien conformé ; l'urètre s'ouvre à l'extrémité du gland; le jet urinaire est normal, les mictions non douloureuses.

Trois jours après sa sortie, le malade revient parce que à 1 cm. 50 au-dessous du méat existe une fistulette qui laisse passer quelques gouttes d'urine.

Après plusieurs cautérisations au nitrate et dilatation du canal avec des bougies, en des séances répétées que les parents doivent continuer, la fistule finit par se boucher.

OBSERVATION XIII

(Traduite de Marwedel.)

N° 1254. — W. S..., un an, bien portant. L'urètre s'ouvre à la face inférieure du sillon balano-préputial par une ouverture très fine d'où part une gouttière assez profonde allant jusqu'à l'extrémité du gland.

Le raphé pénien n'est médian que dans la moitié basale du pénis. Dans l'autre moitié, il s'écarte de la ligne médiane à droite et se termine de ce côté-là à environ 2 centimètres de l'orifice de l'urètre.

Les testicules sont développés et placés normalement.

10 juin 1898. — Opération par le Dr Marwedel. Procédé de Beck.

On dissèque l'urètre avec succès malgré la minceur de ses parois. On avive la gouttière glandaire et l'on y suture l'urètre avec de la soie.

A l'aide de ces mêmes sutures on ajuste la peau par-dessus l'urètre en ayant soin de ne pas trop attirer le lambeau cutané en avant vers l'extrémité de la verge parce que dans le cas précédent l'urètre fut comprimé de ce fait, et l'on dut faire sauter de bonne heure les points de suture superficiels.

Pas de sonde à demeure.

Suites bonnes. Guérison *per primam*.

Au sixième jour on enlève les sutures.

Pas de fistule. Au départ, le 24 juin, l'urètre se termine à l'extrémité du gland par une ouverture large bien conformée.

Mictions non douloureuses. Pénis non coudé.

OBSERVATION XIV

(Traduite de Marwedel.)

1511. — E..., trois ans. Hypospadias pénien peu accentué. L'urètre s'ouvre au niveau d'un petit pli cutané à un demi-centimètre environ de la racine du gland, à la face inférieure du pénis, très développé pour l'âge de l'enfant.

Gland aplati transversalement et possédant une gouttière médiane qui est séparée de l'ouverture de l'urètre par un petit pli transversal. Le pénis est légèrement tordu à gauche, le raphé pénien se dirige vers le côté droit du prépuce où il se termine à 8 millimètres de la ligne médiane.

7 juillet 1898. — Opération par le procédé de Beck (Dr Marwedel).

On dissèque l'urètre jusqu'au scrotum. Du côté de la racine du pénis les corps caverneux sont bien développés, cependant la mobilisation se fait sans hémorragie appréciable. On fixe l'urètre à l'extrémité du gland avec de la soie, comme d'habitude. Pénis un peu dévié.

Le soir, on est obligé de passer une sonde à demeure à cause des douleurs pendant la miction. Dès les jours suivants, nombreuses érections, malgré les compresses froides fréquemment renouvelées.

Un hématome considérable s'est développé qui, en fin de compte, rouvre toute la plaie après l'enlèvement de tous les points de suture.

Le résultat de l'opération est illusoire, le canal sécrète, l'urètre se rétracte et occupe la même position qu'auparavant.

26 juillet. — Seulement, il est possible de recourir à une nouvelle intervention, après que la plaie a diminué par bourgeonnement ayant pour but la formation d'un canal glandaire par le procédé de Thiersch et la fermeture de la fistule urinaire (Czerny), par un avivement large des bords de la plaie. Section de la gouttière glandaire par la méthode de Thiersch et suture directe des bords de la plaie par-dessus un cathéter. Sutures à la soie.

Au quatrième jour, l'enfant turbulent arrache le cathéter. Du septième au onzième on enlève les points de suture. Il reste à la partie inférieure une fistule grosse comme une lentille.

A part cela, guérison excellente avec conservation du canal glandaire.

12 août. — L'enfant part.

En janvier 1899, la fistule guérit après plusieurs séances d'avivement et de suture (Czerny).

OBSERVATION XV

(Traduite de Marwedel.)

N° 896. Année 1899. F. M..., deux ans. — Hypospadias pénien. L'ouverture de l'urètre est située à 12 millimètres de la base du gland, très fixe et recouverte par un pli de peau.

Le raphé pénien s'écarte dès la base de la ligne médiane pour aboutir finalement, après un trajet assez irrégulier au niveau de l'insertion droite du prépuce.

7 mai 1899. — Opération de Beck. — L'urètre est disséqué sur une étendue de 3 centimètres environ et placé dans le gland fendu.

Suture au catgut. Sonde à demeure. Suites apyrétiques. — On enlève la sonde au bout d'un jour parce que la miction est moins douloureuse qu'avec la sonde.

La guérison n'est cependant pas troublée, la cicatrisation se fait bien. Pas de fistule, pas de coudures. Mictions non douloureuses.

OBSERVATION XVI

(Traduite de Marwedel.)

N° 897. H. B. ., sept ans. — Hypospadias du deuxième degré. Pénis coudé, de telle sorte que la face inférieure est plus courte que la face dorsale. Le gland est aplati dans le même sens. L'urètre se termine à la face inférieure du pénis à un demi-centimètre environ de l'extrémité du gland.

L'ouverture de l'urètre assez large, admet facilement une sonde de moyen calibre. Scrotum bien développé. Testicules normaux.

Raphé pénien double, résultant de la bifurcation du raphé scrotal dont les deux branches se terminent de chaque côté au niveau de l'insertion du prépuce.

9 avril 1899. — Opération de Beck (prof. Czerny).

Dissection de l'urètre. Incision médiane et avivement de la gouttière glandaire après avoir prélevé à ce niveau un petit lambeau de peau pour reconstituer la paroi supérieure de l'urètre. On attire l'urètre par ce petit lambeau et on le fixe en avant à l'extrémité du gland par quatre points de catgut.

Suture de la peau, par-dessus l'urètre, au catgut. Sonde à demeure. Suites apyrétiques.

La sonde est bien tolérée par le petit malade qui l'arrache au troisième jour. Elle n'est pas remplacée. Guérison *per primam*.

Au cinquième jour, se forme dans l'angle inférieur de la plaie une petite fistule urinaire sans infection des points de suture, ni blessure de l'urètre pendant l'opération.

Guérison de cette fistule après plusieurs mois de cathétérismes réguliers et avivement de ses bords.

Au départ de l'enfant, le pénis est bien conformé, non coudé; l'urètre s'ouvre au milieu du gland.

Nous avons recueilli, en outre, dans la littérature étrangère, un certain nombre de cas d'application du procédé Beck-von Hacker, sans en avoir les observations détaillées.

Kümmel a présenté à la Société de médecine de Hambourg, le 29 mars 1898, deux jeunes garçons opérés avec succès. Il recommande pour des cas d'hypospadias analogues, balaniques, sans doute, la perforation du gland avec un trocart, combinée à l'allongement de l'urètre.

Valentine (Med. Rec. New-York. 1900), exécute le procédé de Beck (avec tunnellisation) sur un hypospade, dont le méat s'ouvrait à un demi pouce en arrière du gland. La plaie est d'abord le siège d'un hématome, le pénis recourbé au moment des érections, mais deux mois après, il n'y a plus, ni infiltration, ni incurvation. Les érections sont indolores.

Ferraresi (Malpighi, 1902, n° 13), fait une étude critique des méthodes opératoires pour le traitement de l'hypospadias pénien et glandaire, et publie, deux cas dans lesquels il pratiqua l'opération de Bardenheuer-von Hacker.

Chez un enfant de huit ans, la dissection de l'urètre fut très laborieuse et l'hypospadias se reforma. Chez un autre de cinq ans, la cicatrisation se fit bien et la guérison fut obtenue. Farraresi conseille de ne pas opérer avant deux ans (Analyse *in Centralblatt, f. Ch.* 1902).

Tantiloff (de Sofia) a opéré avec succès un jeune homme de dix-huit ans, par la méthode de Beck (Analyse *in Jahresbericht*, 1901).

Bardenheuer a ajouté à son observation primitive quatre nouveaux cas. Dans l'un, par suite de l'indocilité du malade, les résultats opératoires furent troublés, une fistule se produisit. Dans les trois autres, le résultat fut satisfaisant. Le dernier qui concerne un hypospadias périnéo-scrotal sera spécialement étudié plus loin (*Hopmann in Centralblatt, f. Ch.*, 1902).

Les observations suivantes proviennent des thèses de Saurain et de Husni-Chakir, où elles se trouvent *in extenso*.

OBSERVATION XVII

(Résumée *in* thèse Saurain, Paris 1900.)

Hypospadias balanique. — Opéré par le Dr Villemin (Hôpital des Enfants malades.)

Henri G..., quatorze ans. — La difformité ne consiste qu'en une ouverture punctiforme de l'urètre à la base du gland. Difficulté grande de la miction.

16 mai 1899, — Opération (Procédé von Hacker).

Pas d'incidents opératoires.

Sans cathétérisme, le malade urina dès le premier jour, sans douleur, avec un jet assez important. On enlève les sutures le cinquième jour.

Résultat excellent au point de vue esthétique et fonctionnel. Présenté à la Société de Pédiatrie.

OBSERVATION XVIII

(Résumée *in* thèse de Saurain.)

Hypospadias pénien juxta-balanique, opéré par le Dr Villemin (Hôpital des Enfants malades.)

Charles T..., treize ans.

L'orifice urétral est tout à fait à la base du gland.

12 avril 1899. — Opération (Procédé allemand).

Pas d'incident.

Le jour même, miction sans sonde par le nouveau méat, sans douleur. Sutures enlevées le sixième jour.

4 mai. — Le malade sort guéri.

10 février 1900. — La verge se laisse étirer facilement. Le méat est un peu atrésié, mais laisse passer l'urine en jet normal quoique mince et en bonne direction.

OBSERVATION XIX

(Résumée *in* thèse de Saurain.)

Hypospadias balanique opéré par le Dr Villemin (Hôpital des Enfants malades.)

J. V... douze mois. — Hypospadias à méat pénien très antérieur, inextensible ; miction lente, avec rétention incomplète.

Gouttière sous-balanique et dilatation de l'urètre en amont du méat.

21 février. — Opération (Méthode von Hacker.)

Pas de sonde à demeure.

L'enfant a uriné ensuite spontanément et facilement.

2 mars. — Le résultat s'est maintenu.

OBSERVATION XX

(Résumée *in* thèse Husni-Chakir, Paris 1901.)

Opérateur M. Duplay. — Hypospadias balanique.

Michel R. ., dix-sept ans. — Le gland est normal ; l'orifice hypospade est à la base ; pas de prépuce. Pas de sténose du méat.

Opération. — (Procédé von Hacker.)

Pas de sonde à demeure. Le malade peut uriner par son nouveau méat.

Pas de fistule urinaire.

Douze jours après, le malade sort guéri.

OBSERVATION XXI

(Résumée *in* thèse Husni-Chakir.)

Hypospadias balanique, opéré par le Dr Menier.

R... B.., quatorze ans. — Hypospadias balanique, atrésie du méat.

11 octobre 1900. — Opération (Procédé de von Hacker). Dissection de l'urètre avec collerette cutanée. Transfixion du land. Suture.

Sonde à demeure cinq jours.

Le cinquième jour on retire la sonde. Miction facile.

Le neuvième jour, les soies sont retirées.

Le dixième, une fistulette apparaît sous le gland qui se ferme assez difficilement.

Guérison complète.

OBSERVATION XXII

(Résumée *in* th. Husni Chakir)

Hypospasdias balanique, opéré par le Dr Marchand

Emile K..., quinze ans et demi. — Gland normal. Méat à sa base, assez atrésié.

2 juin. Opération (Procédé de von Hacker).—Dissection de l'urètre avec collerette cutanée ; tunnellisation du gland. Suture. Sonde à demeure.

Suites simples. Pas de fièvre ; sonde retirée quatre jours après, ablation des fils le neuvième jour.

Cicatrisation. Résultat excellent.

Résultats. — Nous avons analysé les observations d'hypospadias balanique et juxta-balanique traités par la méthode de Beck von Hacker. Sur 36 cas que nous avons pu réunir, nous avons trouvé en bloc 27 bons ou excellents résultats, 2 où l'amélioration en est douteuse et 7 échecs totaux. Dans les 27 cas classés comme bons, deux fois le résultat définitif n'a été atteint qu'à la seconde intervention et sept fois au prix de fistules spontanément curables qui l'ont été, ou paraissent devoir l'être facilement.

En somme, ces résultats d'ensemble sont excellents, si l'on songe aux échecs qui étaient presque de règle avec les anciennes méthodes pour la réfection d'un canal balanique.

Ils s'amélioreront certainement encore, maintenant que les causes d'insuccès sur lesquelles nous allons insister sont mieux connues et que la méthode est sortie de sa période de tâtonnements.

4° Complications post-opératoires.

1° *Nécrose.* — La nécrose totale de l'urètre n'a jamais été observée dans les cures d'hypospadias balanique et pénien antérieur. C'est une crainte que doivent bannir les plus timorés,

Par contre, on note parfois une nécrose limitée aux points de fixation de l'urètre au nouveau méat. Les sutures sautent, il en résulte une fistule ou le retour à l'état antérieur. C'est un accident ennuyeux mais sans gravité puisque, d'après Marwedel, qui en fit l'expérience dans deux cas, la seconde séance est sur le même patient, plus facile que la première, l'urètre épaissi par le travail de cicatrisation se laissant plus aisément disséquer et fixer en bonne place. On saisit ici l'importance de la conservation d'une « margelle cutanée « méatique pour la consolidation des sutures.

2° *Fistules.* — Elles sont fonction de la rétraction de l'urètre allongé ou de son ouverture anormale. Cette ouverture est alors produite par un point d'infection limité, une suture comprimant le canal, une lésion de la paroi au cours de l'intervention.

Ces accidents sont rares, en somme, et il suffit de les signaler pour en montrer le remède.

Dans deux cas, et sans pouvoir les rapporter à une des causes précédentes, Marwedel vit s'ouvrir des fistules dans l'angle inférieur de la plaie cutanée au point où avait été arrêtée la mobilisation de l'urètre. Cela provenait sans doute de ce que ce point supportait tout l'effort d'une tension exagérée et que la paroi du canal devait en être là très amincie.

De là, le précepte de mobiliser longuement l'urètre, de façon à répartir la tension sur une plus grande étendue, de le soutenir par des points de renfort extra-canaliculaire sur le conseil de Bardenheuer.

Ce sera la meilleure façon d'éviter cet accident ainsi que le lâchage des points de fixation péri-méatiques. Si, malgré ces précautions, la tension de l'urètre paraissait exagérée après l'opération on devrait envelopper le pénis dans un pansement assez compressif pour lutter contre elle, en empêchant le relèvement de l'organe.

3° *Érection et hématome.*— Chez les malades âgés, l'érection peut produire aussi le lâchage des sutures et la désunion de la plaie. On emploiera contre elle des potions bromurées. Chez l'enfant, on constate surtout une érection passive liée à l'hématome ou à la gêne apportée à la circulation de retour par des points trop serrés. Chez l'adulte, cet hématome survient aussi à la suite d'une érection.

On devra donc faire une bonne hémostase pendant l'opération, tamponner ou lier tout ce qui saigne. La ligature élastique de la verge ou les hémostatiques chimiques sont des moyens temporaires à rejeter. Si l'extravasation sanguine paraît néanmoins devoir se produire, il est bon de ne pas trop serrer les sutures et de faire, à l'exemple de M. Nové-Josserand, quelques incisions de décharge sur les tissus infiltrés.

Dans ce cas, un pansement un peu serré avec une sonde à demeure pourra rendre quelque service.

4° *Incurvation de la verge et atrésie du méat.* — Rarement signalées, ces complications cèdent à quelques séances de cathétérisme avec, au besoin, des sondes métalliques laissées en place pendant quelques instants (Beck).

Si l'incurvation avait tendance à s'accentuer, on pourrait, comme l'a fait Beck, pratiquer à la face inférieure du pénis quelques incisions transversales que l'on réunirait longitudinalement ou venir placer dans l'une de ces incisions un lambeau préputial rabattu en *jugulaire.*

5° *Douleurs vésicales.* — Certains petits malades éprouvent, quelque temps encore après l'opération, de la douleur en urinant. Il s'agit peut-être d'un peu de cystite liée à une sonde malpropre ou de névralgies temporaires dues à l'élongation.

5° Extension de la méthode.

Le principe de l'allongement de l'urètre une fois connu et appliqué avec un succès qui dépassa les espérances au traitement de l'hypospadias balanique et juxta-balanique, il n'est pas étonnant de voir le chirurgien s'enhardir pour lui demander bien davantage au profit de formes plus graves de l'infirmité. Ces tentatives ne furent pas toutes heureuses, et il est permis d'établir encore des réserves à ce sujet.

L'urètre est sans doute très extensible. Sa longueur peut augmenter de moitié, de 8 à 16 centimètres, quand la verge passe de l'état de flaccidité à l'état d'érection et cela pour la *pars pendula* toute seule. La dissection de sa portion périnéale, la section du ligament suspenseur du pénis permettraient même de gagner encore quelques centimètres. Mais cette extensibilité considérable et certaine, due à l'abondance des fibres élastiques qui constituent le canal, est-elle tout chirurgicalement utilisable? Il est permis d'en douter, car il faut compter alors avec la nécrose d'un organe privé de ses connexions sur une trop grande longueur.

Toutes proportions gardées, l'urètre de l'enfant se prête mieux à l'allongement que celui de l'adulte, les éléments fibreux sont moins développés, les érections moins à redouter et le canal, se distendant peu à peu s'adaptera mieux à la nouvelle situation qu'il aura acquise avant la poussée des organes génitaux.

Pour toutes ces raisons nous pensons qu'il y a toujours intérêt à opérer de bonne heure, même dans les cas légers. Mais sans tomber toutefois dans l'excès contraire, malgré l'observation de Beck qui a traité par sa méthode un enfant de cinq mois. L'âge de deux ans un peu au-dessous, si le sujet est vigoureux, nous paraît une limite convenable.

Nous allons rapporter les observations où l'allongement de l'urètre a été poussé au delà des limites fixées primitivement par Beck et von Hacker eux-mêmes. Nous verrons aussi certaines modifications apportées aux procédés originaux et qui peuvent être utiles en certaines circonstances.

Dans un cas d'hypospadias pénien antérieur, M. Nové-Josserand craignant de ne pouvoir allonger l'urètre dans des limites convenables, au lieu de la simple collerette interne, réserva autour du méat deux petites ailettes empiétant sur les faces latérales de la verge et reliées par leur pédicule à l'orifice hypospadien. Ces ailettes destinées à être relevées, leur face épidermique en dedans, pour constituer au canal un prolongement antérieur, n'eurent pas à servir, mais cette idée pourrait être utilisée.

Watten (de Lodz) a imaginé, lui aussi (*Centralblatt f. Chirurg.*, 23 sept. 1899), de prolonger le canal en avant, mais par un lambeau muqueux pris à la face inférieure du gland, dans un cas d'hypospadias acquis où les cicatrices empêchaient d'utiliser complètement l'élasticité de l'urètre.

Il s'agissait d'un apprenti cordonnier, âgé de huit ans, atteint d'incontinence nocturne d'urine. Son patron avait pour habitude de lui lier tous les soirs la verge avec une forte ficelle. Un beau jour, l'enflure considérable du membre empêcha d'enlever le cordon, une gangrène se produisit et il en résulta une large fistule qui fut d'abord traitée. Mais l'urètre ne s'ouvrait toujours pas dans sa situation normale et son extrémité périphérique ne paraissant pas devoir se laisser mobiliser suffisamment, Watten appliqua le procédé suivant.

La mise au jour de l'urètre fut d'abord poussée aussi loin que possible, vers la racine du membre, à l'aide d'une incision cutanée rappelant celle de von Hacker.

Le second temps consista dans la formation d'un lambeau glandaire libéré parallèlement à la face inférieure du gland assez large, avec une épaisseur de quelques millimètres à son extrémité antérieure. Arrivé vers la base du gland, on gagna en profondeur pour attaquer l'urètre par sa face profonde et le séparer des corps caverneux. Watten obtint ainsi un lambeau de substance glandaire réuni à l'orifice urétral hypospade par un pédicule épais. (fig. 6)

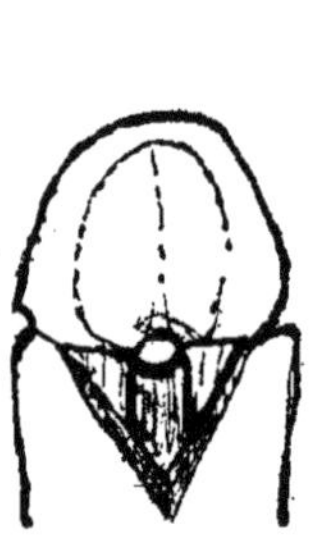

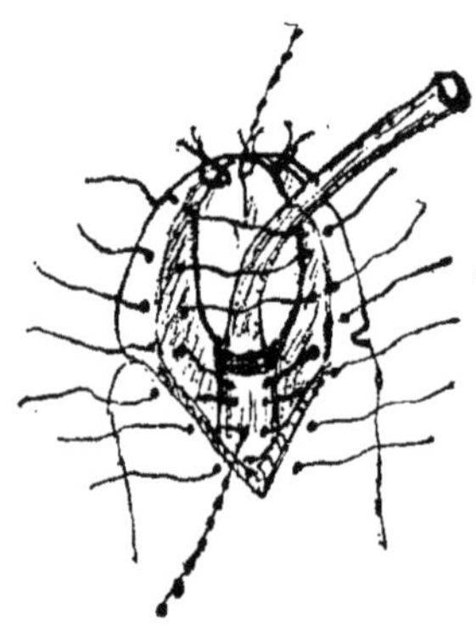

Fig. 6.

On devine la suite : le lambeau glandaire qui représente le limbe d'une feuille, dont l'urètre serait le pétiole, est enroulé sur une sonde, sa face muqueuse en dedans, constituant comme une sorte d'embout au canal et le tout attiré en avant, est assujetti dans une gouttière creusée à la face inférieure du gland déjà cruentée par la dissection du lambeau. Comme le montre la figure, les sutures comprennent et ferment à la fois le gland et le nouveau canal.

Les avantages de cette manière de faire résident dans l'augmentation de longueur donnée à l'urètre et dans l'unité de son revêtement muqueux. Watten considère cette méthode comme originale, mais l'utilisation évidente de l'allongement n'en fait, à notre avis, qu'une modification heureuse des procédés connus.

Nous lui reprocherons volontiers de trop amincir le gland qui soutiendra mal le nouveau canal sur sa face inférieure et, le cas échéant, il nous semblerait préférable de prendre ces lambeaux de *rallonge*, sur les côtés de la verge à l'exemple de M. Nové-Josserand.

Saurain a rapporté dans sa thèse deux observations assez intéressantes. Dans l'une, un hypospadias pénien antérieur est transformé avec un demi-succès en hypospadias balanique moyen, par le professeur Nimier, du Val-de-Grâce. Dans l'autre, le Dr Mayet obtient la cure radicale d'un malade hypospade, dont l'orifice anormal s'ouvrait à 4 centimètres en arrière du point le plus antérieur du gland, en dehors de la période d'érection et accompagné de troubles fonctionnels accentués.

OBSERVATION XXIII

(Résumée *in* th. Saurain, Paris 1900.)

Hypospadias pénien, opéré par le Dr Mayet

J. F..., trente-huit ans, commis d'architecte. — Le méat siège à 4 centimètres du point le plus saillant du gland, la verge étant flasque.

Le procédé de Duplay pratiqué à trois reprises ne gagne que 1 centimètre.

La verge a 4 centimètres à l'état flasque : le gland est atrophié le méat hypospade siège à 3 centimètres du gland, et pendant l'érection à 5 centimètres.

12 novembre 1899. Opération. — Ligature hémostatisque de

la verge. Dissection de l'urètre avec collerette cutanée; abrasement sur le gland d'une surface de même étendue. Transfixion du gland. Suture.

Pansement au collodion. Pas de sonde à demeure.

Suites : Mictions le premier jour, ablation des fils le septième à la place d'un fil, fistulette qui se cicatrise dans peu de jours.

Léger sphacèle au niveau de la collerette glandaire qui se répare rapidement.

Le gland est un peu rétracté. Le jet d'urine se fait dans la direction de la verge. Méat large.

Deux mois après, le gland a pris sa forme naturelle. Miction normale.

OBSERVATION XXIV

(Résumée *in* th. de Saurain).

Hypospadias pénien antérieur opéré par le Dr Nimier (Val-de-Grâce)

J. Chartes, vingt-et-un ans. — Verge de 9 centimètres. Une gouttière commence au gland, longue de 20 millimètres, large de 8 millimètres, se termine sur la face postéro-inférieure de la verge par un orifice qui conduit dans un petit cul-de-sac ; à 4 millimètres en arrière, deuxième orifice de 2 millimètres de diamètre par où s'ouvre l'urètre.

27 novembre. Opération. — Incision en raquette, collerette cutanée de 4 millimètres de largeur. Ablation du cul-de-sac. Pas de transfixion du gland. Fixation de l'urètre et de la collerette. Suture. Sonde à demeure rigide.

1er décembre. — Un peu d'œdème. Sonde molle à demeure.

5 décembre. — L'œdème persiste. Suppression de la sonde.

26 décembre. — Cicatrisation complète : le méat par rétraction de l'urètre est en situation balanique moyenne. La miction est facile, jet d'urine normal en direction et en calibre.

OBSERVATION XXV

Beck lui-même a récemment obtenu un assez bon résultat chez un enfant de deux ans et demi atteint d'hypospadias pénien en poussant la dissection de l'urètre jusque dans la région du trigone vésical sans aucune réaction inflammatoire. Le nouvel orifice s'ouvre au milieu du gland, fonctionne parfaitement, mais la verge restant coudée, ce fait diminua « l'*enthousiasme* » de l'auteur. Il chercha à remédier à cet inconvénient, sans grand succès du reste à l'aide d'un lambeau préputial amené à la face inférieure de la verge.

Dans un cas de destruction étendue de l'urètre où le tiers antérieur de la portion pénienne avait été totalement rongé par un chancre phagédénique, Beck obtint un succès à la seconde intervention. La miction et l'érection se firent ensuite normalement. (*New-York. Med. J.*, déc. 1900.)

De Quervain eut un échec complet dans un hypospadias péno-scrotal traité par l'allongement de l'urètre.

Nous devons enregistrer maintenant deux observations où la méthode fut appliquée avec un inégal bonheur à des hypospadias périnéo-scrotaux.

Hopmann a fait connaître les résultats d'une opération de Bardenheuer (*Centralblatt f. Chirurgie*, 31 mai 1902).

OBSERVATION XXVI

Chez un sujet de quinze mois, l'orifice externe de l'urètre se trouvait à 4 centimètres 50 en arrière du scrotum qui est bifide. A l'extrémité antérieure de la fente siège, recouvert par les deux moitiés du scrotum, l'orifice urétral. Le pénis est fortement coudé sur sa face inférieure, le prépuce développé seulement à la face dorsale.

Opération. — Après excision de l'orifice externe de l'urètre avec une bordure cutanée de 5 millimètres environ, on fait une incision médiane qui permet de disséquer l'urètre sur une longueur de 4 centimètres environ jusqu'au col de la vessie en conservant autant que possible autour de lui, la partie existante des corps caverneux.

On perfore ensuite le pénis avec un gros trocart en partant de l'orifice hypospade, pour passer entre les corps caverneux et aboutir à la face dorsale du gland.

L'urètre est attiré dans le tunnel et fixé dans sa nouvelle position à l'aide d'une suture circulaire à la soie. Il est soutenu par quelques points d'appui, tout le long de son trajet. Sutures de la peau.

Le pansement consista dans l'application d'une épaisse couche de vaseline pour préserver les sutures de l'urine qui s'échappa sans peine par le nouveau méat; on obtint ainsi, en quelques semaines, un résultat excellent.

On remédie à la courbure persistante de la verge à l'aide d'une autoplastie pénienne.

En somme, ce cas fut satisfaisant. Hopmann en conclut un peu prématurément peut-être « que l'on peut allonger l'urètre de toute sa longueur sans entraver sa nutrition, à condition de laisser adhérer autour de lui beaucoup de tissu caverneux. »

Voici maintenant une autre observation que nous devons à l'obligeance de M. le professeur Jaboulay. Nous eûmes l'honneur d'assister à l'opération.

OBSERVATION XXVII

Hypospadias périnéo-scrotal. — Pseudo-hermaphrodisme.

P..., trente-deux ans. Pas d'antécédents héréditaires. A la naissance il fut déclaré comme appartenant au sexe féminin et l'erreur se perpétua malgré une barbe abondante, l'absence de règles et de seins, des allures et des goûts d'un autre sexe. Il faut dire que le sujet est d'une intelligence au-dessous de la moyenne.

Le scrotum est divisé en deux poches contenant chacune un testicule volumineux. La verge est courte, sa face inférieure adhère tout entière au scrotum. Une dépression existe à la place du méat normal. Il n'y a pas de prépuce. Le gland en partie caché par la commissure antérieure des replis scrotaux simule un gros clitoris. La commissure postérieure de ces replis siège 8 centimètres en avant de l'orifice anal. De son angle de réunion part une bride qui se tend fortement quand on relève le gland, à la face inférieure auquel elle aboutit.

Dans la partie postérieure de cette bride chemine le canal de l'urètre dont l'orifice anormal en bec de flûte s'ouvre dans son milieu Il se prolonge en avant par une gouttière muqueuse jusqu'à l'extrémité du gland.

La région dorsale de la verge mesure 2 centimètres, dont deux appartiennent au gland. La face inférieure est toute virtuelle, le méat hypospadien et le faux méat sont en contact.

Opération, 23 février 1903. — M. le professeur Jaboulay se propose de libérer la verge de ses adhérences, de mobiliser l'urètre pour amener ensuite le méat hypospade en situation normale.

La gouttière muqueuse située en avant du canal est d'abord disséquée. Les adhérences péno-scrotales sectionnées, la verge peut être relevée montrant la surface inférieure cruentée des corps caverneux. Une incision longitudinale médiane prolongée au cours de l'opération et s'étendant presque jusqu'à l'orifice anal fend la région périnéale. L'urètre dans lequel on a placé une sonde en gomme est isolé jusqu'au fond de la brèche où apparaît le col de la vessie, il est alors tout entier dans la main ; le segment ainsi mobilisé atteint 10 centimètres et conserve autour de lui un manchon de corps spongieux. L'hémorragie notable dans la région périnéale n'est cependant pas excessive.

L'urètre fortement attiré est couché dans la plaie longitudinale qui s'étend du sommet du gland au périnée. Quelques sutures profondes au catgut rassemblent au-devant de lui les débris des corps caverneux.

La plaie est alors suturée par une série de points au crin de Florence qui ferment le périnée, rassemblent les bourses et ramènent sur la ligne médiane les deux côtés de la profonde gouttière creusée à la face inférieure de la verge. Quelques-uns de ces points traversent sans la perforer complètement la paroi urétrale pour soutenir le canal à différentes hauteurs. L'orifice hypospade est ainsi amené et suturé à sa place normale par quelques points en couronne.

La région périnéale, le scrotum sont bien reconstitués. La verge est rétractée presque au ras des bourses. Sonde à demeure.

Malheureusement, les suites opératoires ne furent pas heureuses; le malade renverse son urinal, s'infecte et les sutures se désunissent. L'urètre rétracté s'ouvrit de nouveau au périnée. Il est donc impossible de savoir si la verge aurait pu, dans la suite, s'allonger suffisamment pour donner à l'organe des proportions plus normales.

6° Indications

Ni du nombre, ni de l'ensemble des résultats précédents il ne ressort un encouragement bien précieux pour l'extension de la méthode de l'allongement de l'urètre au delà des limites qu'avaient primitivement fixées Beck et von Hacker eux-mêmes. Anatomiquement, il n'y a pas d'impossibilité absolue ; à condition de pousser la dissection assez loin, le méat hypospade pourra presque toujours être amené dans le voisinage de l'extrémité du gland, mais il ne sera pas toujours aussi facile de l'y maintenir et d'obtenir une amélioration certaine. Quelles sont les limites que l'on doit tracer à l'application de la méthode ? Au delà de 3 centimètres, les résultats nous paraissent devoir rester douteux. Mais il est difficile d'assigner un chiffre exact qui dépend de l'âge du sujet, de la longueur de la verge et de celle de l'urètre, qu'il ne semble pas très prudent, en somme, de mobiliser au-delà de sa portion spongieuse, car, en cas d'échec, le remède serait assurément ici pire que le mal.

Pratiquement, à notre avis, le procédé Beck-von Hacker sera réservé aux hypospadias balaniques juxtabalaniques et péniens antérieurs, plus simplement à tous ceux où le méat siège dans la moitié antérieure du pénis. C'est une distance que l'on ne devra pas dépasser sans hésitation, surtout chez l'adulte.

Mais dans ces cas balaniques et juxta-balaniques, le procédé fait merveille. On peut, grâce à lui, obtenir, nous l'avons dit, une véritable cure radicale de l'infirmité.

Un certain nombre de ces hypospades qui n'étaient pas justiciables de traitement avec les anciennes méthodes, trop longues et trop incertaines, pour une affection, en somme tolérable, pourront même ne jamais soupçonner leur infirmité s'ils ont été opérés de bonne heure.

Ce procédé très ingénieux, rationnel, permet dans la majorité des cas d'arriver au but en une seule séance de traitement, et sans qu'il soit nécessaire de donner au malade des soins post-opératoires prolongés, le rétrécissement du canal n'étant pas à redouter. Le résultat peut être atteint sans sonde à demeure, sans cathétérisme, ce sont là, aussi, des avantages à considérer.

Toutes les fois où la gouttière glandaire préexistante

ne sera pas trop profonde, où le gland ne sera ni trop aplati ni déchiqueté, nous donnerons la préférence à la tunnellisation du gland. Elle seule replace l'urètre dans des conditions normales avec un anneau ininterrompu de tissu érectile à son extrémité. Mieux vivifié, mieux soutenu, il aura beaucoup moins de tendance à se rétracter.

La méthode de von Hacker aura donc, en général, le pas sur celle de Beck, elle sera pour nous la *méthode de choix dans le traitement de l'hypospadias glandaire.*

V. TRAITEMENT DES FISTULES URÉTRALES NÉCESSAIRES OU ACCIDENTELLES

Une étude sur le traitement de l'hypospadias serait fatalement incomplète si l'on ne consacrait quelques pages à l'étude des fistules urétrales. Il suffit de jeter un coup d'œil sur les observations pour se convaincre en effet que ce sont les fistules seules qui tiennent maintenant en échec le résultat définitif.

Aussi, avons-nous donné, dans la mesure de leur application, la préférence aux méthodes qui se proposent théoriquement la suppression d'une *fistule nécessaire* au cours du traitement. Il ne reste plus dès lors qu'à compter avec les *fistules accidentelles*, hélas, encore trop fréquentes.

Parmi les procédés que nous préconisons, celui de Nové-Josserand oblige seul à une solution de continuité fatale au niveau de l'orifice hypospade entre l'ancien urètre et le tronçon nouvellement constitué. Mais cette fistule siégera au périnée dans les cas d'hypospadias périnéaux que nous lui avons réservés et c'est une bonne condition, nous le savons, pour une obturation rapide.

Les fistules *à trajet indirect* qui se sont toujours

produites jusqu'ici aux angles de retournement du lambeau scrotal dans le procédé Nové-Josserand-Rochet sont aussi des ouvertures d'une cure plus aisée que la fistule directe ouvrant la paroi inférieure du canal.

Le procédé Beck-von Hacker ne comporte que des fistules accidentelles.

Nous allons indiquer les procédés que nous avons vu le plus souvent employer pour le traitement des fistules urétrales spécialement considérées chez les hypospades.

Avec Monod et Vanverts, nous les diviserons en trois groupes.

1° Cautérisation;
2° Urétrorraphie;
3° Urétroplastie.

1° *Cautérisation.* — Il ne faut pas désespérer de venir assez facilement à bout d'une fistule petite et récente. Nous en avons vu céder rapidement et même diminuer longtemps après leur ouverture, sous la simple influence du cathétérisme quotidien. Le barrage produit à l'intérieur du canal par le raccord de ses deux tronçons ou le retournement d'un lambeau peuvent apporter un obstacle au libre cours de l'urine et entretenir la fistule qui se bouchera d'elle-même, la perméabilité de l'urètre une fois rétablie. On pourra aider ce travail de rétrocession par quelques légères cautérisations à la teinture d'iode, au nitrate d'argent ou au galvano-cautère.

2° *Urétrorraphie.* — Elle a été employée par le

professeur Duplay, dans le troisième temps de sa méthode.

Une sonde est introduite dans le nouveau canal jusque dans la vessie. On avive largement dans une étendue de près de 1 centimètre l'ouverture hypospadienne, puis on réunit ses lèvres à l'aide d'une suture enchevillée. La sonde à demeure est maintenue pendant quarante-huit heures. Le malade doit uriner en se plaçant sur les coudes et en maîtrisant les efforts de miction.

A ce procédé nous préférerions celui de l'avivement *en cuvette* selon la méthode américaine qui respecte la muqueuse.

3° *Urétroplastie.* — M. Nové-Josserand emploie d'ordinaire pour la fermeture des fistules le procédé suivant : Il circonscrit l'ouverture par une incision ovalaire passant environ à 5 millimètres de ses bords. Il dissèque la lèvre interne de l'incision et la rabat en dedans. Il procède alors avec du catgut à une suture intra-dermique, extra-canaliculaire des bords libres ainsi rapprochés. La lèvre externe, attirée sur la ligne médiane, est l'objet d'une suture spéciale au fil métallique formant un second étage qui recouvre le premier plus profondément situé. (Th. de Reure.)

Le procédé de Loumeau, association d'urétrorraphie et d'urétroplastie, combine les avantages de ces deux méthodes. Le pourtour de la fistule est avivé en carré et les lèvres fistuleuses sont soigneusement rapprochées.

On dissèque ensuite en arrière de la fistule, de préférence, un lambeau cutané quadrilatère en continuité par son côté postérieur avec les téguments de la verge. Ce lambeau mobilisé est attiré en avant et suturé sur la surface cruentée.

Pour les fistules péniennes, M. Nové-Josserand emploie souvent un procédé imité de celui que Wood imagina dans le traitement de deux hypospadias avec gouttière balanique bien formée. Le prépuce est sectionné par une incision transversale sur le dos de la verge. Sa partie antérieure est abaissée au-devant du gland comme une jugulaire par devant le visage et la tranche préputiale étirée est suturée au bord de la fistule préalablement avivée. Le bord cutané de la jugulaire préputiale est en contact avec le côté antérieur de la fistule, son bord muqueux avec le côté postérieur. La tranche forme le plancher du canal.

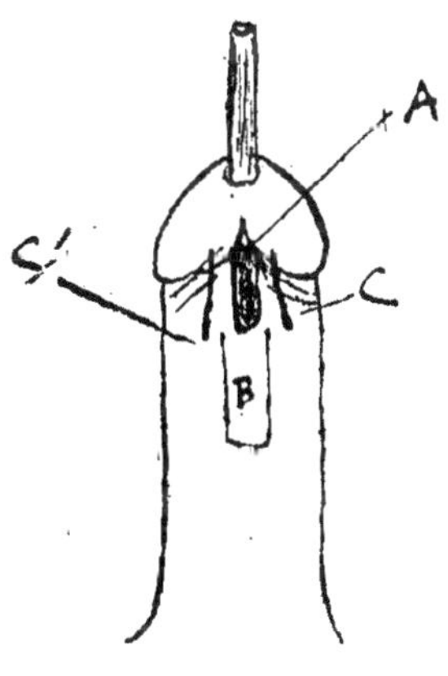

Fig. 7.

Le lambeau largement nourri vit bien, mais il persiste le plus souvent des fistules plus petites sur le côté de l'ancien orifice, déterminées par le plissement du lambeau.

Dans un cas où ce procédé avait été appliqué, mais où la suture antérieure n'avait pas tenu, M. Nové-Josserand eut l'idée de pratiquer l'opération suivante qui rappelle celle de Guyon-Pasteau.

Un lambeau rectangulaire B est disséqué en arrière de la fistule A, relevé et attiré à l'intérieur du canal glandaire, latéralement avivé en deux coups de bistouri. Deux incisions C, C' sont menées parallèlement au grand axe de la fistule. Leurs lèvres internes disséquées sont rabattues sur les bords du lambeau B retourné. Leurs lèvres externes sont largement adossées par leurs faces cruentées à l'aide de points en U *(fig. 7)*.

Malgré tous les soins apportés à l'exécution de ces interventions, le résultat est toujours incertain malgré le secours de drainage vésical sus-pubien ou périnéal utilisé ces temps-ci par Russell, Mayo, Nové-Josserand et divers chirurgiens. S'il était prouvé que cette dérivation apportée au cours des urines soit aussi bonne en pratique qu'elle le paraît théoriquement, nous n'hésiterions pas à la recommander pour venir plus facilement à bout de rebelles fistules péniennes. L'opération est en effet bénigne. Chez un petit malade de M. Nové-Josserand, la boutonnière se refermait toute seule au bout d'une dizaine de jours, si bien qu'il fallut la rouvrir pour pratiquer à la verge une intervention complémentaire.

Devant l'infidélité des procédés connus, il est donc légitime d'en chercher encore de nouveaux.

MM. Nové-Josserand et Rochet nous ont fait l'honneur de nous confier à ce sujet une idée commune qu'ils espèrent mettre bientôt en pratique.

Après avoir avivé et rapproché par un plan profond de sutures les lèvres internes de la fistule à oblitérer, ils détruiraient le parallélisme entre les deux orifices urétraux et cutanés en mobilisant sur le fourreau de la verge une large virole de peau.

VI. RÉSUMÉ

Nous allons tâcher de dégager maintenant quelques idées précises de la longue étude que nous venons d'achever sur l'état de la thérapeutique de l'hypospadias.

Malgré les grands progrès réalisés au cours de ces dernières années, le traitement de cette infirmité est toujours une œuvre délicate, une opération de « *Filigrane chirurgie* » selon l'expression de Marwedel.

Cependant le cadre des interventions successives posé par Duplay n'est plus aussi étroit que par le passé. On peut aller plus vite et plus sûrement.

Pour la création de l'urètre, les procédés de *tunnellisation* sont infiniment préférables aux procédés à *lambeaux*, difficiles dans leur exécution, infidèles dans leurs résultats. Ils permettent d'obtenir facilement et dans une seule séance opératoire, sans fistule nécessaire entre les portions glandaire et pénienne comme dans le procédé de Duplay, un canal se rapprochant de l'état physiologique avec un revêtement interne sur tout son parcours, entouré de tissu spongieux, étendu de l'orifice hypospade au nouveau méat ouvert en situation normale. La réussite du nouvel urètre est dès maintenant chose certaine.

Les fistules urétrales étant toujours l'écueil du traitement, la cause de toutes les lenteurs pour le succès final, on donnera la préférence, quand ils seront applicables, aux procédés qui se proposent de les supprimer toutes d'emblée théoriquement. Il ne restera plus qu'à compter alors avec les fistules accidentelles.

Aucune méthode ne permettant d'éviter la fistule postérieure dans l'*hypospadias périnéal*, c'est à ces formes sévères de l'affection que nous réservons le procédé de M. *Nové-Josserand* (tunnellisation avec greffe de revêtement dermo-épidermique d'Ollier-Thiersch), d'autant plus volontiers qu'il se prête bien à la confection de longs canaux et que la cure de la fistule sera plus aisée au périnée qu'en aucun autre point.

A l'*hypospadias périnéo-scrotal,* nous appliquerons le procédé mixte de *Nové-Josserand - Rochet* (tunnellisation avec greffe de revêtement pédiculée d'origine scrotale) qui permet de fermer facilement la fistule au point d'abouchement de l'ancien et du nouvel urètre par le relèvement du lambeau scrotal.

Quant au procédé de *Beck - von Hacker* (allongement de l'urètre) qui corrige d'une façon absolument parfaite la difformité, la supprimant radicalement par cet allongement combiné ou non à la tunellisation, nous lui accordons sans hésiter tous les *hypospadias balaniques* et *juxta-balaniques*. Ces formes sont heureusement de beaucoup les plus fréquentes, et considérant l'excellence de cette méthode, nous l'étendrons à ses extrêmes limites pour les cas péniens.

Il ne serait peut-être pas paradoxal de prétendre maintenant, que les formes les plus accentuées de l'infirmité ne sont pas les plus difficiles à guérir.

Les cas péniens postérieurs, situés aux confins de la zone d'application des procédés Beck-von Hacker et Nové-Josserand-Rochet ne bénéficient qu'imparfaitement de l'excellence de l'une ou de l'autre de ces méthodes. La thérapeutique peut être hésitante entre la crainte de voir se nécroser un urètre trop allongé et la quasi certitude d'une fistule pénienne difficilement curable. Le procédé Nové-Josserand pur pourrait reprendre ici ses droits, si sa fistule *certaine* devait être d'une cure plus aisée à opérer plus tard, dans des tissus absolument neufs, que la fistule *presque certaine* de son dérivé siégeant déjà en tissu de cicatrice. Nous ne serions pas éloigné de le penser.

L'âge de l'intervention oscillera autour de deux ans, plutôt au-dessous pour la méthode Beck-von Hacker, plutôt au-dessus pour les deux autres. L'enfant doit ignorer sa troublante infirmité.

En somme, à l'hypospade voué à une vie anormale jusqu'au milieu de ce siècle, à des interventions répétées et chanceuses jusqu'ici, les méthodes nouvelles offrent maintenant, dans toutes les formes de l'affection, un plus consolant avenir.

INDEX BIBLIOGRAPHIQUE

ARGENTO, Uretrogenesi per perforazione (Riforma medica, 1891).

BARDENHEUER, in Breuer et Hopmann.

BECK, N.-Yorker mediscinische Monatschrift, nov. 1897.

— N.-York. med. J., janvier 1898.

— N.-York. med. J., 23 juillet 1899.

— N.-York. med. J., décembre 1900.

— Centr. f. Chirurg., 7 janvier 1899.

— Deutsche med. Woch., 1901.

BIDDER, Deutsche med. Woch., 1892.

BOUISSON, Tribut à la Chirurgie, 1862.

BREUER, Centralblatt f. Ch., 1898, p. 1089.

CHOUET, Trait. de l'hyp. par les greffes de Thiersch (Procédé N.-Josserand) (th. de Paris, 1899).

CERUTTI, Sulla cura dell'ipospadia peno-scrotale (Gazz. degli ospedali e della clin., 1899, nº 132).

DUPLAY, Archives gén. de méd., 1874 et 1880.

FERRARESI, *in* Malpighi, 1902, n. 13.

FERREIRA DE CAMARGO, th. de Paris, 1894.

FLAVIER, th. de Montpellier, 1898.

FORGUE, *in* Traité de Chirurgie, Duplay.

FOWLER, Annals of surgery, 1900.

GAYRAUD, *in* Dict. encyclop. des Sc. med.

GUYON, th. d'agrégation, 1863.

HACKER VON, Beitr. z. klinische Ch., 1898.

HARTMANN, Indep. med., 1898.

HOOK W. V., Ann. of surg. Philadelphie, 1896.

Howara et Lotrhop, Boston med. and surgical Journal, 3 juin 1897.

Hopmann, Centralblatt f. Ch., 1902.

Husni-Chakir, th. de Paris, 1901.

König, Lehrbuch der speciellen Chirurg., 7. Auflage.

Kronacher, Deutsch Zeitsch f. Chirurg., 1896.

Kümmel, Société de Méd., de Hambourg, 29 mars 1898.

Lauenstein, Archiv. f. klin. Ch , 1892.

Link, Wien Med. Woch., 1897.

Loumbau, Archives provinciales de chirurgie, 1894.

Marato, th. de Paris, 1897-1898.

Mayo, Saint-Paul Med. J., 1901, III, 1899.

— J. Am. m. ass. Chicago, 1901.

— Ann. gynec. and pediat, Boston, 1901..

Marwedel, Beit. z. klin. Chirurg., 1900.

Monod et Vanverts, in Technique operatoire, Paris, 1902.

Moutet, Montpellier médical, t. XXXIV.

Moynihan, The Pratictioner, 1901.

Nové-Josserand, Bulletin de la Société de chirurgie de Lyon, 1897.

— Revue de chirurgie, 1898.

— Lyon médical, 1903.

— Voy. Reure-Chouet.

Paquet, Nord Med., 1898.

Parham, N. Orl. Med. Journn., 1901.

Pousson, Affections chirurgicales des organes génito-urinaires, r 07

— Société de médecine et de chirurgie de Bordeaux, 28 février 1902.

Quervain, Semaine médicale, 1901, p. 65.

Reure, th. de Lyon, 1897.

Rochet, Ch. de l'urètre, vessie, prostate, Paris, 1895.

— Bulletin de la Société de chirurgie de Lyon, 25 mai 1899.

— Gazette hebdomadaire de médecine et de chirurgie, 1899.

— *in* Trillat.

Routier, Voy. Ferreira de Camargo.
Russell, British med. J., Londres, 1900.
Saurain, th. de Paris, 1900.
Schelbe, Dissertation inaugurale, Fribourg, 1902.
Tantiloff, Spis. soph. med. drouj., Sophia, 1901.
Trillat, Archives prov. de chirurgie, 1902.
Tuffier, Ann. des maladies des organes génito-urinaires, 1899.
— Société de chirurgie, Paris 1900.
— Société de chirurgie, Paris, 1902.
— V. Chouet.
Valentine, N.-Y. Med. Record, 1900.
Villemin, Gaz. des mal. inf., 1899. V. Saurain.
Waitz, Deutsch. med. Woch., 1899, n° 19.
Walther, Société de chirurgie de Paris, 12 mars 1902.
Watten, Cent. f. Ch., 1899.
Willems, Clinique, Bruxelles, 1900.

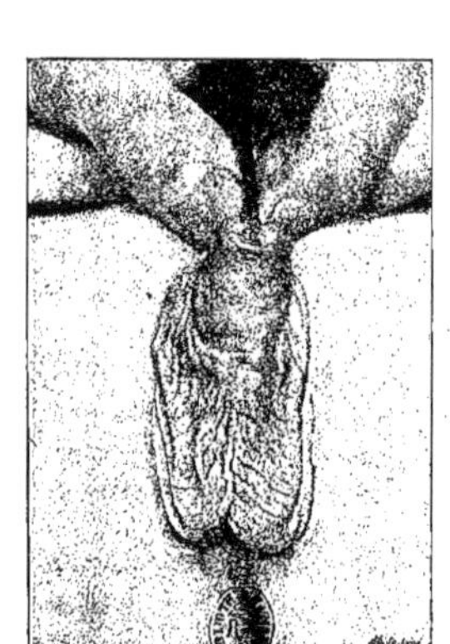

Pl. I. — Procédé Nové-Josserand.

(Observation V).

(M. Nové-Josserand).

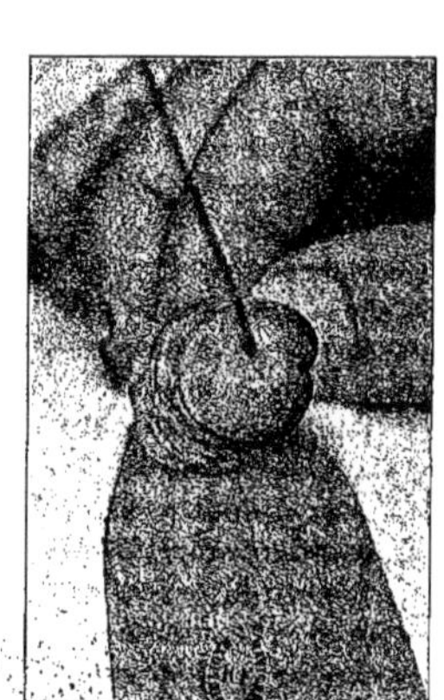

Pl. II. — Procédé Beck-von Hacker.

(Observation II).

(M. Nové-Josserand).

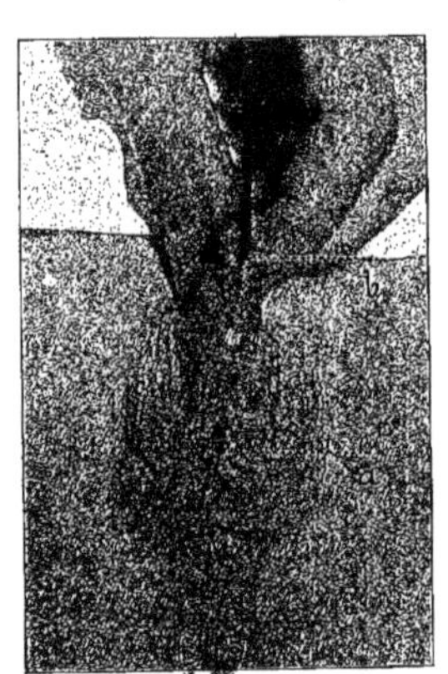

PL. III. — PROCÉDÉ NOVÉ-JOSSERAND — ROCHET.

(Observation I).

(M. Rochet).

a, orifice hypospade;
b, méat actuel.

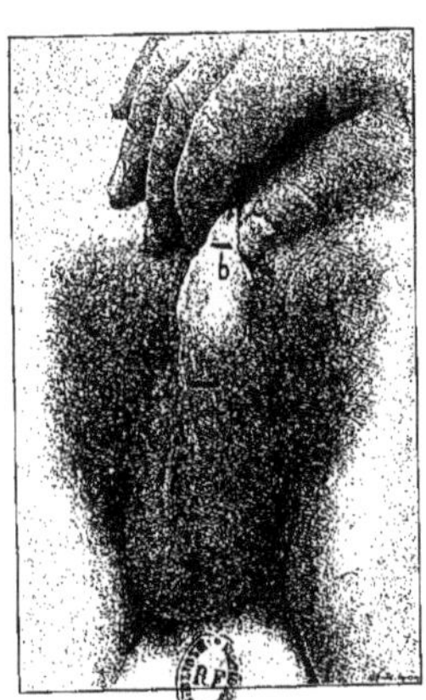

PL. IV. — PROCÉDÉ NOVÉ-JOSSERAND — ROCHET.

(Observation IV) Hypospadias acquis.

(M. Rochet).

a-b, portion du canal reconstituée par la greffe raccordée avec l'urètre glandaire b-c respecté.

TABLE DES MATIÈRES

Lyon. — Imp. A. REY, 4, rue Gentil. — 32874

www.ingramcontent.com/pod-product-compliance
Ingram Content Group UK Ltd.
Pitfield, Milton Keynes, MK11 3LW, UK
UKHW021122220726
13924UKWH00004B/1860

9 782019 64438